故事系列13》

即使年輕，健康也不能是最後順序

罹癌年輕化 | 罹癌不再是老年人的專利
醫病也醫心 | 你的心，準備好抗癌了嗎？
重返職場競爭力 | 熟識《勞基法》，不怕丟飯碗
風險規劃怎麼找 | 保險、社會資源補助，最堅強的經濟後盾

[illegible]癌又怎樣

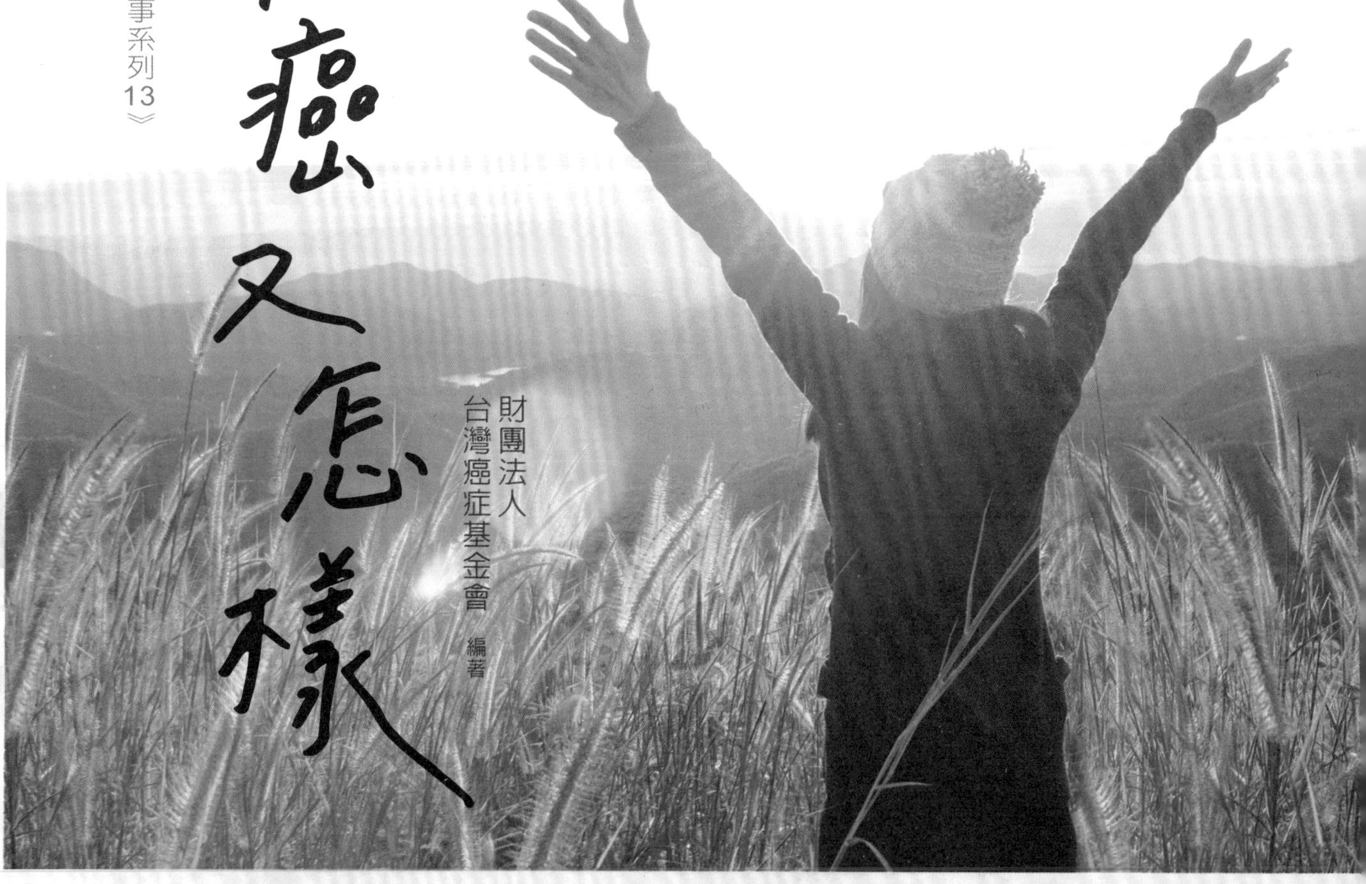

財團法人
台灣癌症基金會 編著

我們都在經歷最艱難的成長，鬥士精彩的未來，由此開始……

衛生福利部部長 **陳時中** 臺北醫學大學講座教授暨前校長 **閻雲**
中央研究院院士、台灣癌症基金會副董事長 **彭汪嘉康** **暖心推薦**

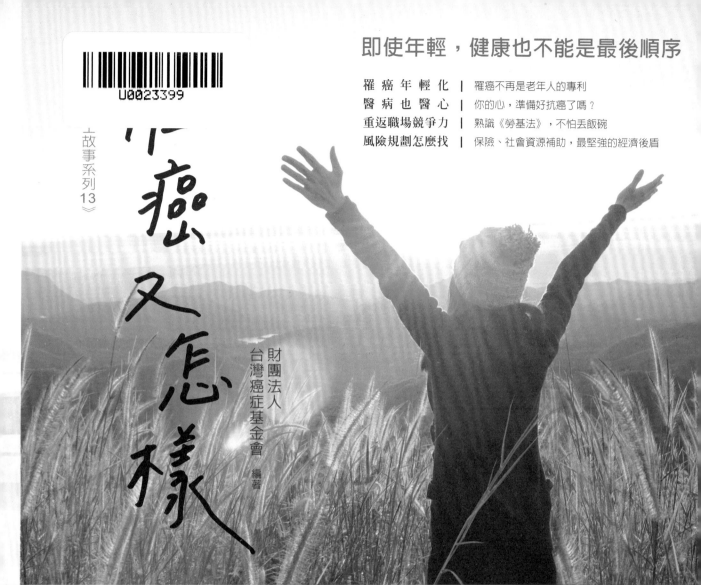

雨天，是爲了放晴所埋下的伏筆，
而希望就在雲的後面。
即使罹癌，也要勇敢走下去，
好的事情，都正在來的路上了！

「抗癌鬥士」獎座意涵

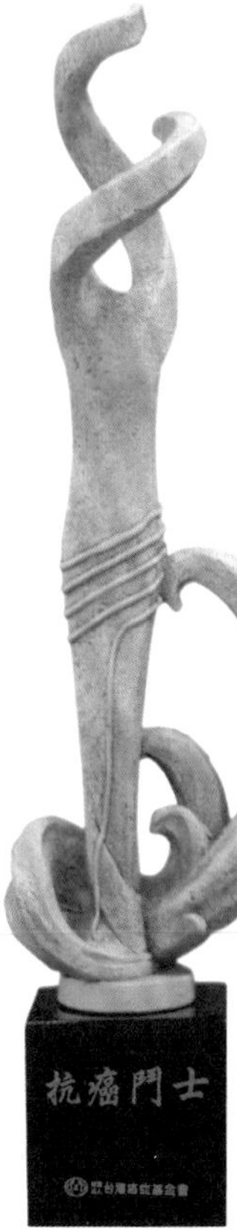

台灣癌症基金會為表達對抗癌鬥士與癌奮戰精神的最高敬意，特請藝術家設計出極富意義且兼具藝術意涵的獎座。

一、主體造型

為聳立於波濤洶湧海浪之中挺拔人像，象徵著癌友堅韌生命力，即使在驚濤駭浪中，仍不畏艱難，昂然挺立，不被擊倒。

軀幹纏繞的繩索，寓意著曾被疾病綑綁的身軀，或許曾被病魔所困，卻能與癌和平共處，進而化為點綴生命的註記。

主體造型頂部為舞動的雙臂，壯碩而有力，猶如與病魔的搏鬥操之在己，奮力掙脫出癌病的捆綁，舞出最美麗與自信的人生，再度成為自己生命的主人。

二、材質意涵

堅若磐石的材質，象徵堅毅與永恆，猶如抗癌鬥士堅忍不拔與永不放棄的精神。米白素色，象徵重新的生命，任由每位抗癌鬥士自由揮灑，做自己生命的彩繪家。

目次

專家篇　即使年輕，健康也不能是最後順序

總序

心中有希望，在陰暗處也能看見陽光

十大抗癌鬥士徵選活動辦理至今，已經邁入第十三個年頭，這些日子以來，基金會陪伴無數癌友走過艱辛的抗癌之路，看著他們面對生命中的考驗，展現出堅毅不放棄的精神，雖然心疼，但更多的是佩服。看著許多抗癌鬥士，持續在社會上各個角落無私的服務奉獻，散發心中的溫暖與愛，與其說「抗癌鬥士」是基金會給予的頭銜，金平覺得是基金會在與抗癌鬥士們分享這份對生命的榮耀。每一位抗癌鬥士的故事，不只是台灣癌症基金會繼續前行的動力，也是能激發正在抗戰癌友對生命熱情的莫大鼓勵與支持，只要積極治療，活著，就有希望。

隨著醫療科技的進步，癌症不再是不治之症，資訊的發達與互通，一般大眾對於癌症的知識也愈來愈普及。今年獲選的十大抗癌鬥士，有幾位確診時，雖然已經是晚期，在面對癌症嚴峻的考驗，他們整理自己不安、惶恐的情緒後，仍以積極的態度配合醫師的治療計劃，並以正向、堅定的信念抵抗病魔。如今，有些人已經抗癌成功，有些人正在抗癌成功的路上，相信奇蹟就在你我身邊，在每一位堅持不放棄的抗癌鬥士身上。

每個面對癌症治療的病友，都極需身心靈的支持。本會「癌友關懷教育中心」的專業服務團隊，包含護理師、營養師、社工師、心理師，透過定期辦理身心靈康復課程與活動，期盼癌友在治療中有正確的觀念和自我照護知能、建立信心，進而於未來回歸日常生活、重返職場。今年，本書專欄以近年來罹癌逐漸年輕化的趨勢為主題，邀請多位專家針對「家庭」、「心理」、「生育」、「回歸職場」、「資源規劃」等部分做分享，希望能給予正在與癌症奮戰的朋友們，最真切、實在的幫助。

努力地走過生命中每一個考驗，這些抗癌鬥士，扭轉了命運，為自己的人生劇本寫出新的篇章，為生命重新妝點色彩。期望這些故事的分享，能幫助正在與癌症奮戰的朋友們，可以跨越癌症的藩籬，看見心中的希望，我們期盼藉由本書《罹癌又怎樣》，帶給更多人勇氣，也相信這些深深感動我的故事，一定能讓讀著這本書的你，受到感動、充滿信心。

財團法人台灣癌症基金會　董事長

王金平

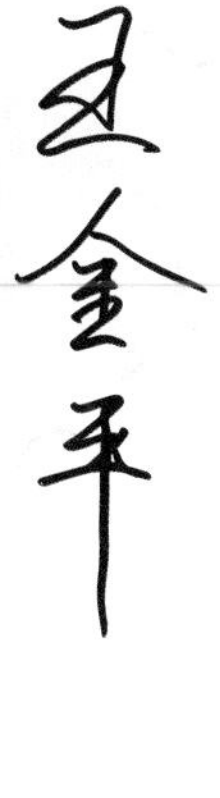

罹癌不再是高齡者的專利

抗癌鬥士的選拔今年邁入第十三屆，閱讀每一位抗癌鬥士的故事，彷彿走進了他們的生命裡，一起經歷艱辛、曲折、波濤起伏，卻又再現璀璨的生命旅程。但今年很特別的是，入選的十大抗癌鬥士以青壯年居多。

一直以來，高齡被認為是致癌的主因之一，近年，醫界發現有愈來愈多四十五至五十五歲的青壯年確診罹癌。根據一〇七年底，國民健康署的癌症登記資料顯示，罹癌年齡中位數是六十三歲，其中二十至四十四歲的年輕癌友，佔所有罹癌人口一成左右，癌症不再是高齡者的專利。因此，今年抗癌鬥士專書針對年輕癌友，規劃了完整且多元的章節，就年輕癌友經常面臨的切身問題，邀請了各領域的專家、學者，提供最實用的建議和資訊。

臺北醫學大學講座教授暨前校長 閻雲教授從生活型態，探討癌症年輕化的原因，並且給年輕癌友諸多治療上的建議。本會兩位資深諮商心理師，則彙整出年輕癌友在家庭關係經營上的挑戰，包括與家庭成員溝通和互動、對年幼子女告知罹癌的事實、安撫子女情緒、舒緩負面能量，學習找回平靜的正念，更是往後與癌共存的必要功課。

相較於高齡癌友，年輕癌友承載了來自家庭傳統觀念的期待，必須面對生育的問題，因此罹癌後性生活的調適、因應癌症治療可以採取的生育保存方式和花費，更是許多年輕癌友迫切想要了解的資訊，因此特別邀請林口長庚紀念醫院婦癌科周宏學教授、婦產部及不孕症專家尤星策醫師，為癌友們解惑。

隨著癌症治療的進步，年輕癌友重返職場不再遙不可及，回歸職場的癌友們面對公司規範、與主管溝通，如何化解歧見，得到公平合理的對待，以及罹癌後常見的法律問題，呂秋遠律師從《勞基法》的規範及相關權益的保障，為癌友一一解析。

台灣是一個充滿愛與溫暖的社會，許多癌症相關的基金會和病友團體，尤其對於經濟弱勢癌友，提供了不同面向的服務與協助，中華民國醫務社會工作協會理事長溫信學，將告訴癌友如何尋求社會資源的補助，渡過治療過程的經濟壓力。

癌症治療上，健保已經給付了相當多項目，但仍有些新藥、新科技，健保尚未給付，面對琳琅滿目的商業保險，針對癌症治療，哪種保單可以提供理賠？罹癌後的投保，又該怎麼考量？本會保險諮詢顧問李柏泉先生，將教大家如何檢視保單及規劃。

比起高齡癌友，年輕癌友的預後是否較好或較差，目前還沒有定論。但是隨著癌症治療的進步，年輕癌友們一定要懷抱希望，秉持永不放棄的精神，積極治療，並且將「癌症」視為審視過往生活型態的良師益友。經歷辛苦的療程後，將身心靈調適好，重新出發，不管是回歸家庭或重返職場，重要的是找到自己的生命價值，並且向癌症這個不速之客，大喊一聲：「罹癌又怎樣！」

台灣癌症基金會執行長暨
臺北醫學大學內科教授
賴基銘

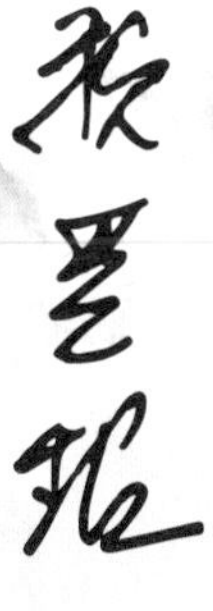

各界溫暖的祝福

簡文仁——社團法人中華肌內效協會理事長

健康是身心靈的綜合，當身出現了障礙，只要用心處理、用靈轉化，一樣可以有健康的人生。

蔡惠芳——三軍總醫院社工師／諮商心理師
台灣心理腫瘤醫學學會理事

我們可以為生命做很多努力，但最大的努力莫過於勇敢的活出自己，尤其在年輕的時候，更為可貴，加油！

溫信學——中華民國醫務社會工作協會理事長

在充滿荊棘的治療路上，你們以堅毅勇氣迎向惡疾，用積極心態獲得重生，謝謝你們用生命故事激勵大家！

王新芳——台北癌症中心領航護理督導長

各位勇敢的抗癌鬥士：您們在人生最脆弱的時候，還能表現得如此不凡。流暢的故事穿梭引領著我們對身、心、靈有著不同的感受，也使得癌症這沉重的主題有了完美的平衡！請給自己一些掌聲！

米娜（潘怡伶）——「花漾女孩 GOGOGO」創辦人
「我們都有病」共同創辦人

我們常會覺得生病是孤獨的，但是我們在不同的地方各自努力、與癌症搏鬥著，期待未來各位能與台癌一同幫助更多癌友，面對癌症，你不孤單。

李歐——作家／演講講師／第十二屆抗癌鬥士

很多事要先相信自己才會看見、堅持就會實現。心態改變、世界就會跟著轉變。永不放棄的百分之一、相信就會有奇蹟！

溫蒂——子宮內膜癌友

「醫生能做的僅有一部分，剩下的要靠我們自己努力。」先生送我的這段話，讓我一路走到現在，也勉勵各位不要放棄，繼續往痊癒的目標邁進！

星希亞——知名抗癌部落客

生命中的每一項課題都蘊含著一份寶藏，等待我們去發掘，願每位鬥士都能從癌症這項課題中找到屬於自己的珍貴寶藏。

謝采倪——「癌友有嘻哈」粉專經營者

生了病的我們，都是一位鬥士。抗癌這條路上，充滿未知與辛苦，希望藉由此本書，讓已經準備好的抗癌鬥士，提攜還沒準備好的鬥士，一起勇敢面對疾病！

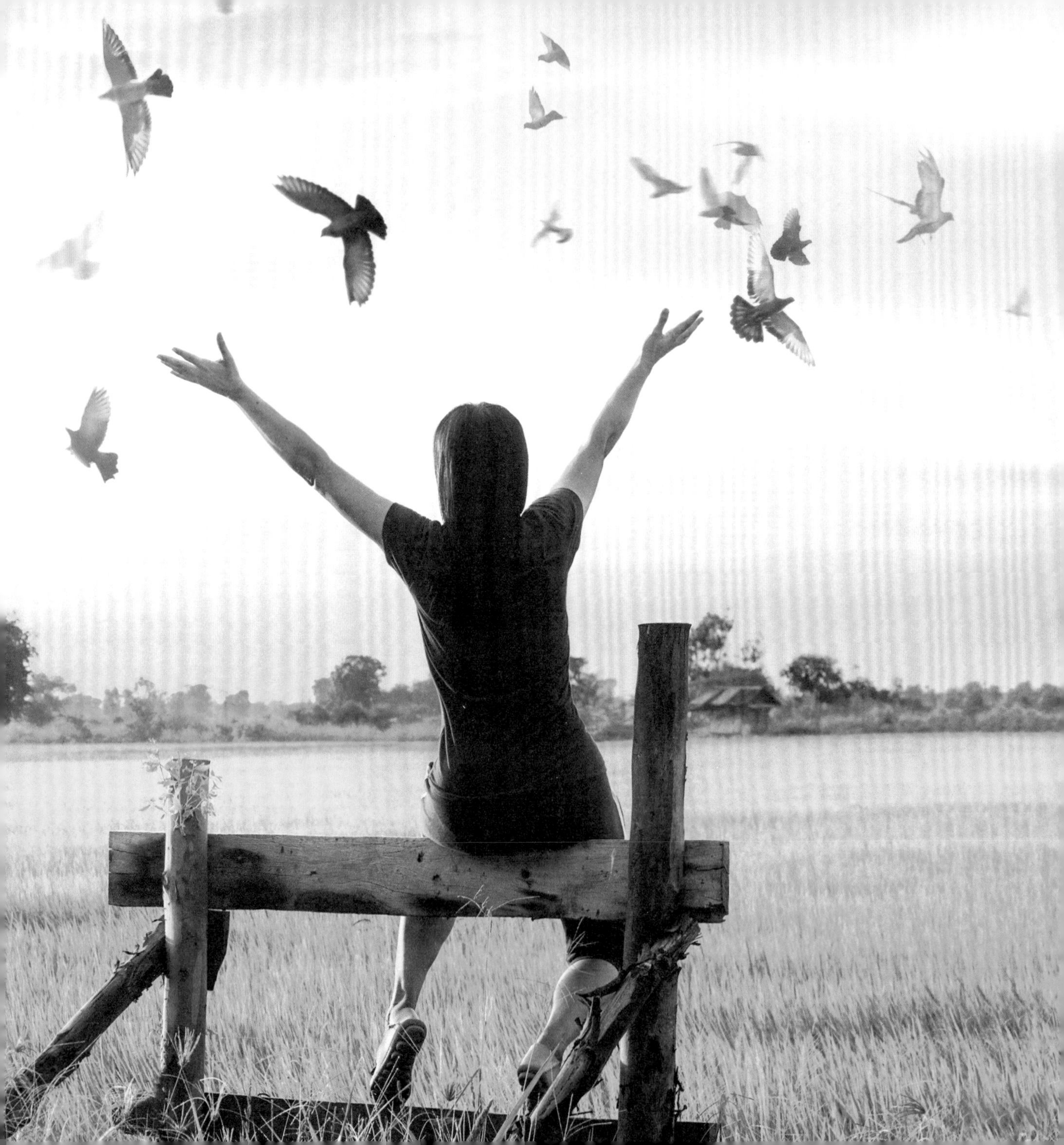

〔鬥士篇〕

走過荊棘之路，
十位抗癌鬥士的生命故事

面對生命中的困厄，正是這十位抗癌鬥士成長最快的時候，只有在低潮才可以看到站在巔峰的自己，展現生命的高度。披荊斬棘，一路奔向那熠熠生輝的未來。

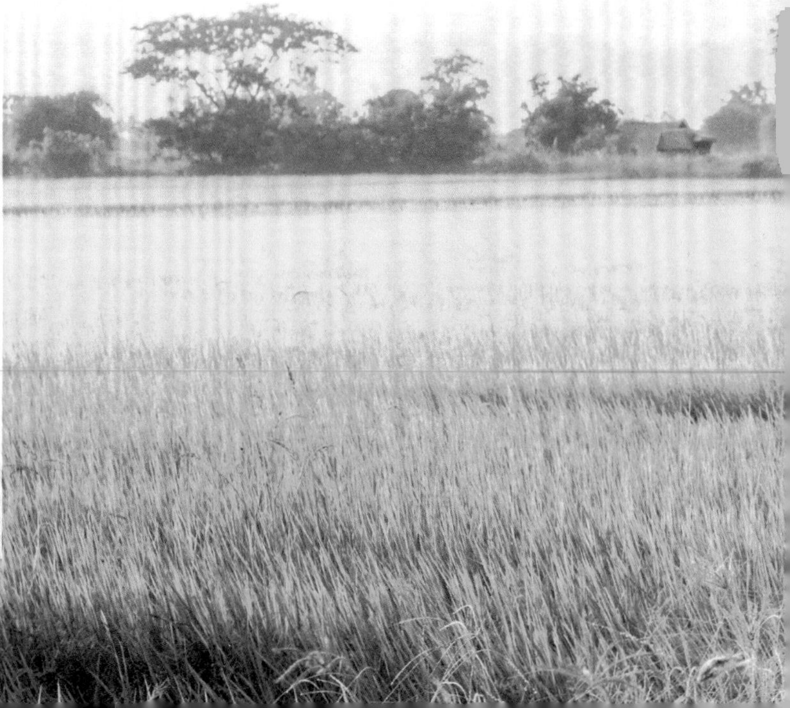

點燃生命之火的教育者

田海龍

鼻咽癌
診斷時間：104 年 3 月

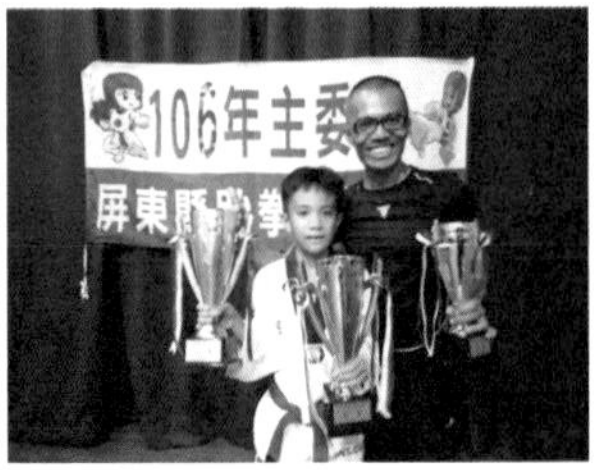

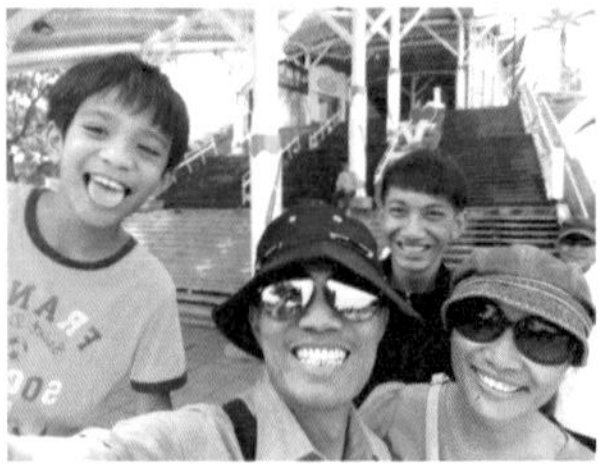
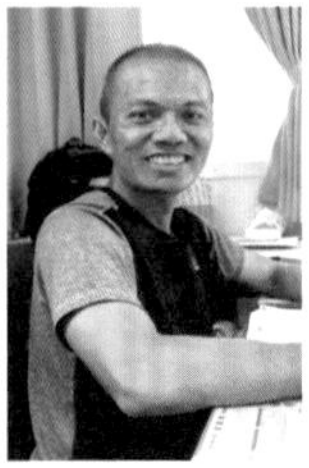

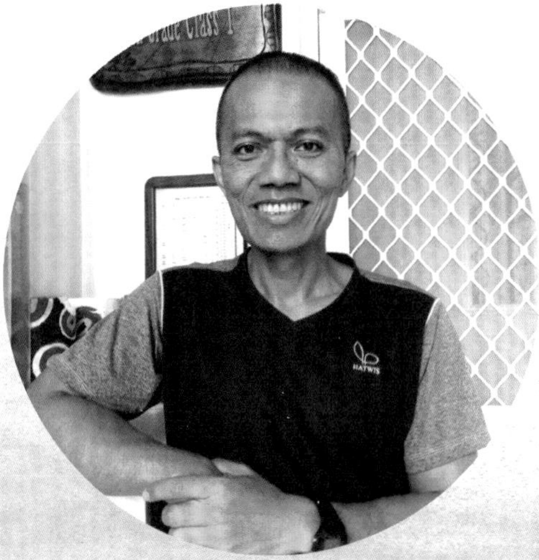

01

生病，
就是告訴我們該修行了。

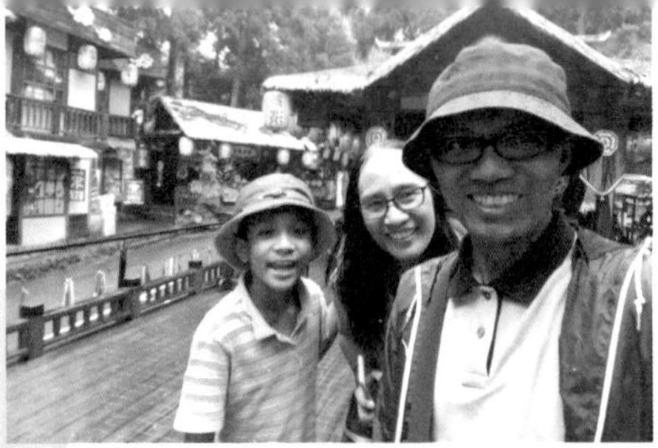

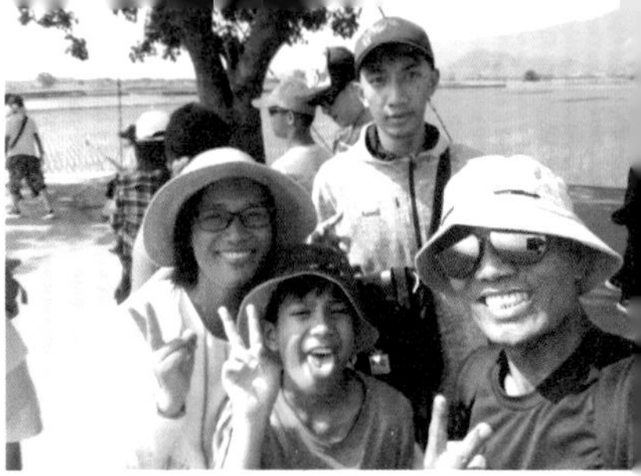

罹病前，鐵齒、充滿事業心的我，對自己的健康狀況非常自負，萬萬想不到自己會成為罹癌的一員……。

感冒久久不癒，竟是鼻咽癌

一〇四年元旦開始，感冒遲遲不見好轉，陸續換了三間診所，雖然症狀有些改善，但是右耳卻愈來愈聽不見。再這樣下去，就會影響到日常生活，於是在診所醫師建議下，前往大醫院檢查。

「鼻腔內有個瘜肉，一耳又耳鳴，我們必須進一步切片檢查。」上了手術台，盯著天花板，心裡不免緊張，禱告著不會有事。

「根據報告，您罹患鼻咽癌三期。」

「不會吧？醫生，報告會不會有錯？」在聽醫師的說明時，老婆就站在我身邊愁容滿面，我勉強擠出笑容，握了握她的手。

走出診療室，看著眼淚已經奪眶而出的老婆，安慰著：「現在治療癌症的技術很發達，而且我很強壯，我會陪妳活到老的，妳不要擔心。」心中仍然不相信剛剛發生的一切，甚至懷疑自己其實是在作夢。直到夜晚躺在床上，才意識到這一切都是真的，我被診斷罹患了鼻咽癌。

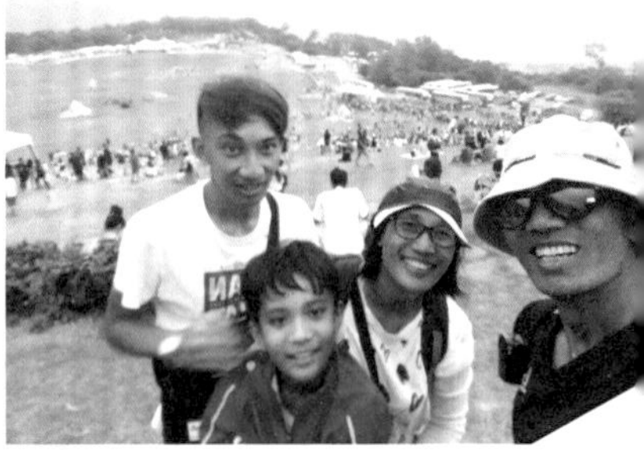

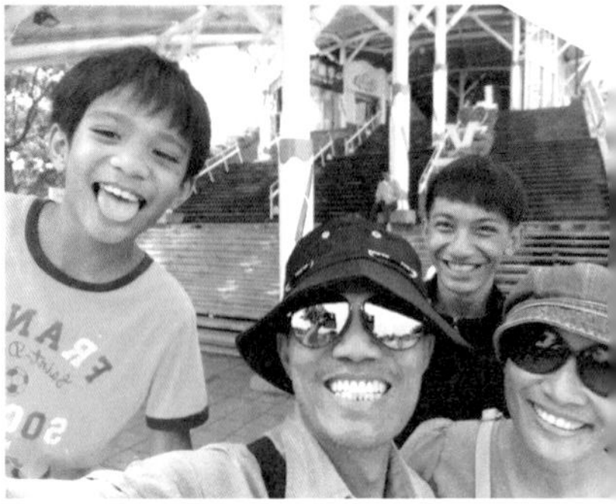

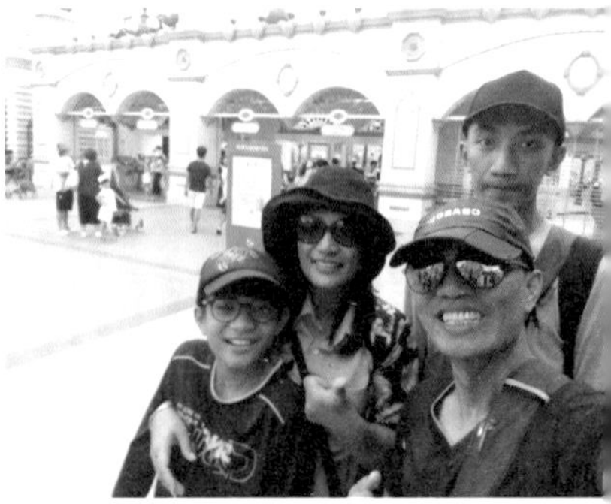

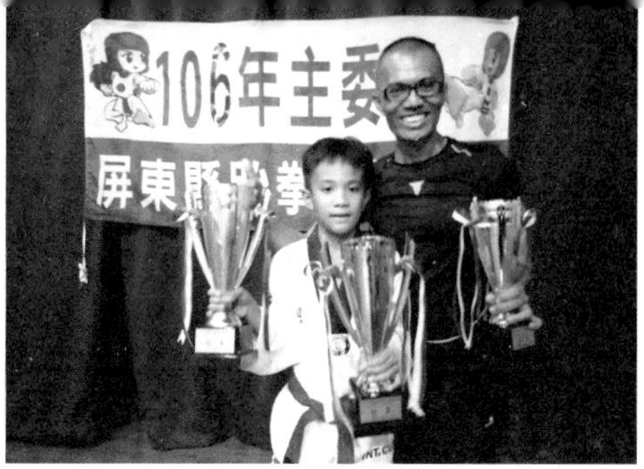

6 | 5 1 2 3 4

1、2、3、4、5、全家出遊照。
6、領獎。

「為什麼是我？我會不會死？我還有多久的壽命？」這些問題不斷衝擊著我，以致輾轉難眠。

癌症療程艱困，精神逼近崩潰邊緣

完成第一輪療程需要七週，再休息一個月，繼續第二輪的化療，預估整個療程需要五個月的時間。

第一天完成電療，還有餘力跟陪同的老婆開玩笑：「我的身體很好，沒什麼變化，相信七週很快就會過去了。」

沒想到，現實來得猝不及防！療程進入第二週之後，開始感到口、鼻腔乾燥灼熱、唾液減少、身心疲倦。到了第四週，鼻腔到口腔間開始有黏稠鼻涕，嚴重影響呼吸，食道緊鎖，甚至連水都無法吞嚥，聲帶腫脹到無法說話。

第六週開始插上了鼻胃管，但營養卻早已嚴重失調，體重掉了三十公斤；最可怕的是無法入眠，精神與體力都已逼近崩潰邊緣……。

最後一週，因感染肺炎住進醫院，嗎啡已經使用最高劑量，幻聽不斷影響著自己的心智。

「爸，你會好嗎？」

身體的急遽變化，從可以自由行動到只能躺在病床上。當時，老婆支撐著全家的經濟，照顧我的工作，落在一個國中三年級的小孩身上。

看著他幫我擦拭瘦弱的身體、拿起鼻胃管餵食餵藥、清理尿袋，推著輪椅上的我去做檢查，這才發現孩子已經長大了。

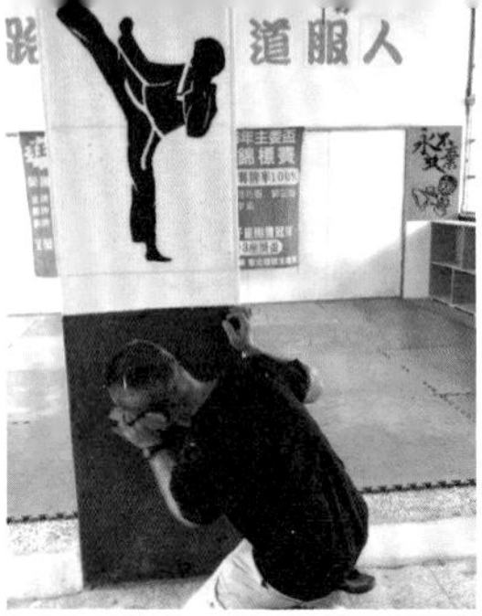

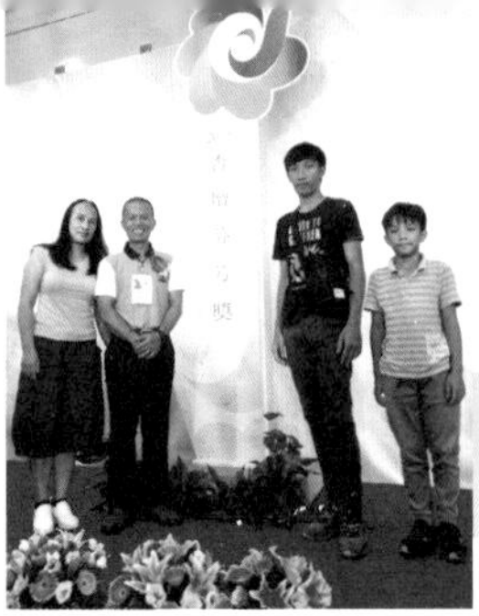

4 3 ｜ 2 1

1、全國杏壇芬芳獎領獎。
2、創立跆拳道教室。
3、跆拳道教學生活照。
4、學校校外教學。

大兒子在倒入食物進鼻胃管時，我們之間的距離是那麼近，近到能看透對方的雙眼，這是多年來第一次這麼近距離看著對方。除了小時候曾抱著他，跟他對望之外，在他成長的階段，我總以打拼事業為藉口，從他身邊匆匆來去……。

此時，大兒子盯著我問：「爸，你會好嗎？」

我忍住眼眶中的淚水，嘴唇強抿出一抹微笑，看著兒子說：「放心，爸爸的身體很好，我會陪著你讀完高中。」

短短不到兩個月的時間，對我而言是多麼的漫長，甚至一度想要自我了結生命。家人，就是我活下來的信念，在放棄與不放棄的念頭之間來回擺動，我不斷告訴自己：「孩子需要我，我不能自私地離開。」

家人的用心陪伴，是我最後能化蛹為蝶的力量，也促使我邁入人生的第二段旅程。

催生跆拳道隊，屢創佳績

一〇四年，我選擇放下主任一職離開學校，調往新校擔任導師，同時持續進行第二次化療。

「想不想學習跆拳道？可以保護自己，也可以保護媽媽喔！」

「老師，你會教跆拳道嗎？」學生的眼中充滿著好奇。

就這樣，利用零碎時間，一點一點陪伴同學練習體能與基本動作，我也在身體允許之下跟著鍛鍊身體。

一〇五年四月九日的全國海峽盃跆拳道錦標賽，是我完成癌症療程

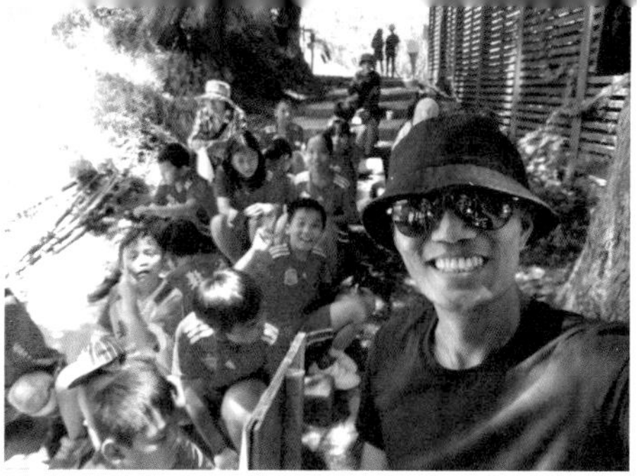

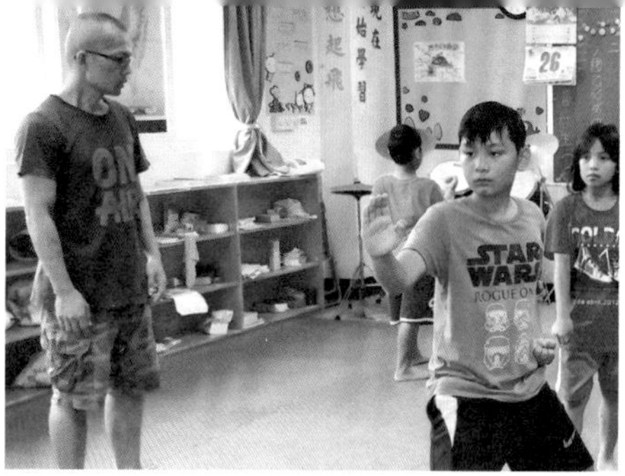

的半年後，所帶領的第一場比賽，雖然只帶領兩位學生參賽，卻打出了一金一銅的佳績。

之後陸陸續續的獲獎，讓班上孩子們像脫胎換骨一般，積極認真的學習態度，不只表現在跆拳道上，也帶動了課業與品德方面的成長。而我們班上學生重生般的改變，也逐漸感染其他班級，陸續有同學主動要求加入，於是我向校長提出擴大訓練的建議。

校內同仁曾勸導我：「罹癌就不要給自己太大壓力，更何況發展跆拳道運動的意義在哪？」

身為教育工作者的我想：「給學生一個舞台，展現能力，並獲得成功經驗，再感染到其他學習，同時埋下熱愛生命的種子，這才是我不枉此生的教育理念。」

讓生命更有意義，正是教育的偉大價值

生命終有結束，如何讓生命更有意義，正是教育的偉大價值。

如今，在清晨灑落的陽光之下，看著白色的跆拳道服舞動，聽著學生奮力揮動雙拳的吆喝聲，是我眼裡最美麗的畫面。

這四年與癌症共處的時間裡，發現癌症其實並不可怕，它只是提醒我們去明白什麼是自己最珍惜的東西，並且把握當下、開始修行。

如今，我開始重視健康飲食、睡眠與運動，同時也時常省思自己能為社會付出什麼，以及教育學生如何讓生命更有價值，也期盼熱愛生命的正向力量能感染每一個人。

青春無懼的好勝靈魂

白御柔

尤文氏肉瘤
診斷時間：105 年 1 月

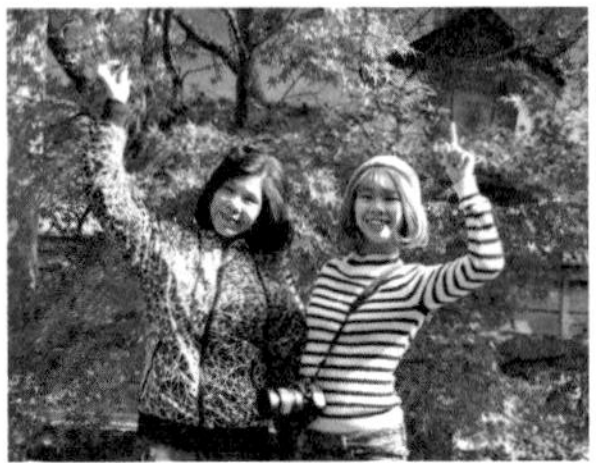
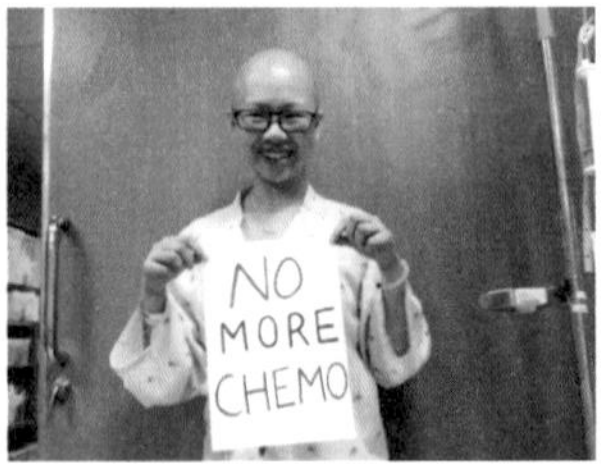

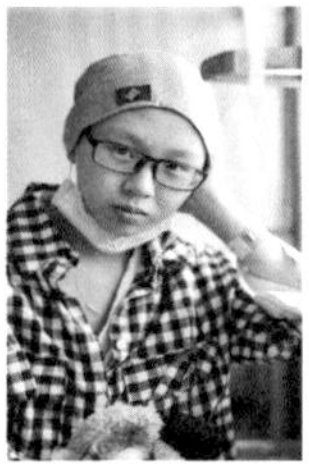

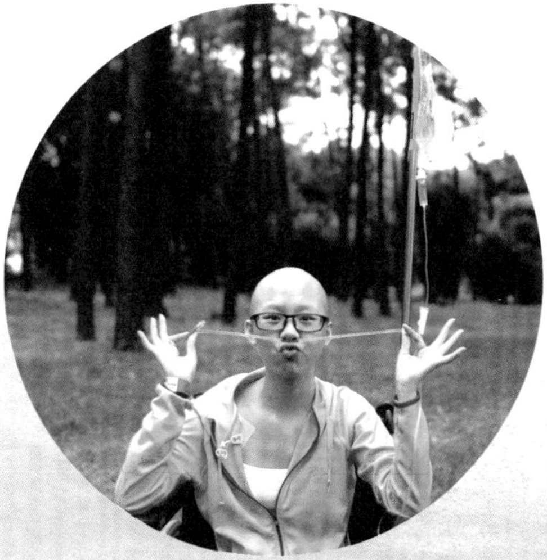

02

Your illness does not define you.
Your strength and courage does.

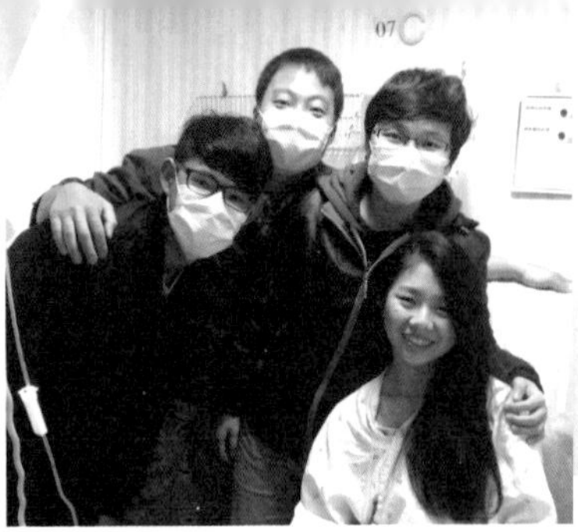
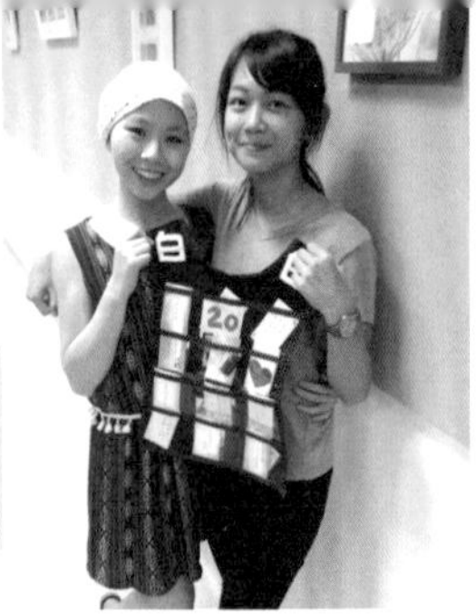
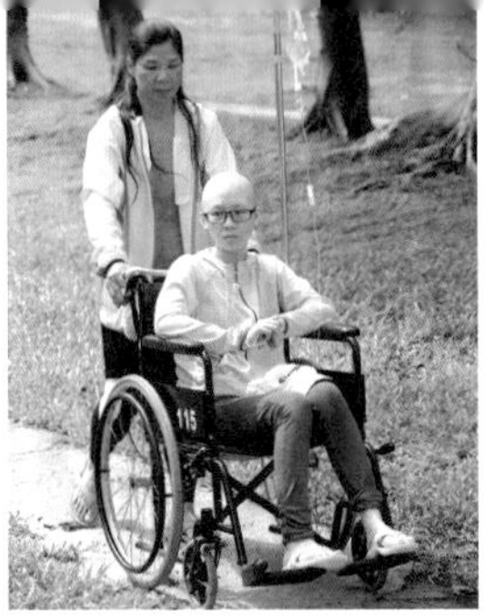

你還記得，十九歲是怎麼過的嗎？

我的十九歲，過得很「精彩」，老天爺送了份大禮給我——骨癌。尤文氏肉瘤，全台灣一年不到一百個病例，我居然很「幸運」地得到了。

彩色人生，瞬間化成黑白泡沫

熱血青春的十八歲，我在美國參加了一場足球比賽，中途被對手絆倒在地，右側髖關節重摔在草皮上，右腿以及腰部有些疼痛，天真的我以為只是一般運動傷害，考慮到美國的醫藥費非常昂貴，我不敢走入醫院進行檢查，只能瞞著遠在台灣的家人，自行買了止痛藥服用。

沒有想到，痛感卻緊緊黏著我回到台灣，甚至跟著我一起上了大學。

邁入十九歲的我，剛交換回國，準備迎接風光明媚的未來、青春洋溢的大學生活，從美國帶回來的「運動傷害」，卻讓我半夜痛到睡不著覺，診所醫師們所謂的「肌肉拉傷發炎」，甚至上課時也痛到只能拿筆尖戳著大腿，轉移注意力。

我再也忍不住逐漸加劇的疼痛，趕緊到長庚醫院檢查。正當大家喜氣洋洋地準備迎新年，我卻在醫院等待醫師的宣判：「是惡性腫瘤，之後直接幫妳轉到癌症病房，進行化療。」

「怎麼回事？不就只是運動傷害而已嗎？」心中充滿著震驚，癌症？是母親以前得過的那種病嗎？依稀記得，她當初接受治療是多麼地不舒服！

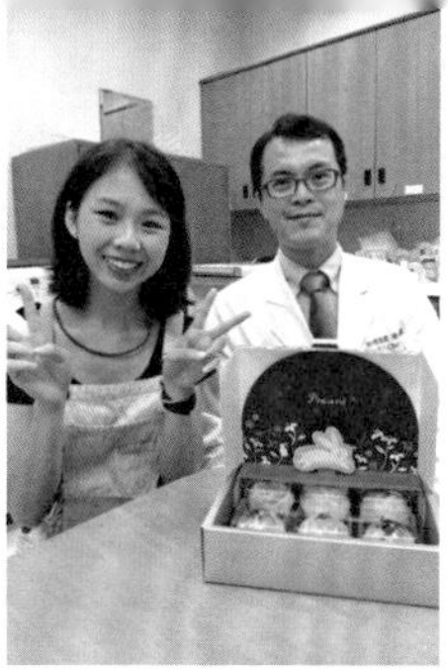

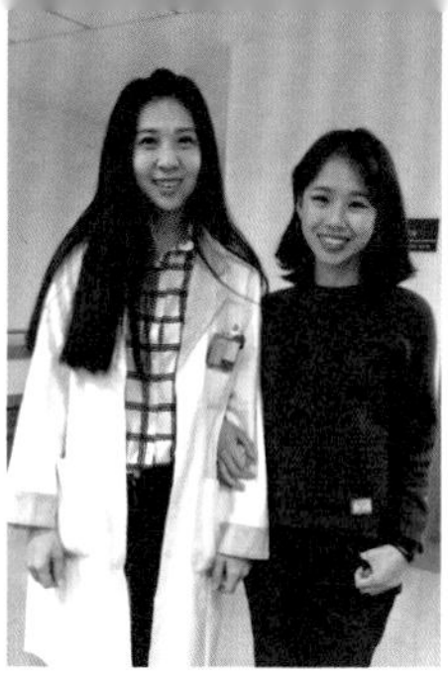

5 4 | 3 2 1

1、不能走路，所以到哪一定需要媽媽推。
2、20 歲生日，摯友特地來醫院看我。
3、第一次化療開打。
4、來看看之前幫我做治療的放射師。
5、送蛋黃酥給我的神手骨科醫師。

我哭了，在醫師面前哭得狼狽，我明明才十九歲啊！恐懼、不甘心與錯愕奪走理智，原本充滿幻想與期盼的彩色人生，瞬間化成黑白泡沫，讓人看不到希望，也看不到未來。

一個人面對很可怕，不如大家一起

憋著眼淚，接受第一次的化療，我不怕「小紅莓」的副作用，怕的是打藥劑帶來的疼痛。下針的時候，緊張到全身肌肉僵硬，還被護理師提醒：「放輕鬆，不然針會歪掉。」

儘管心裡很害怕，但也很快就控制住情緒，讓自己冷靜下來。因為我發現打化療並沒有想像中的可怕，它就像打點滴一樣，害怕的是來自對化療的不了解。

治療過程中，唯一讓我感到幸運的是認識了隔壁床的女孩。

那時候，正要開始第二次療程，而她正在做最後一次的化療。認識她，是我抗癌里程碑中，最值得紀念的事之一。她以學姊之姿帶領我、引導我，分享一路走來的心情。

「不管心情好或是不好，都寫下來。」她送了一本筆記本給我，要我寫日記，「有一天回過頭來，妳會記得當下的辛苦與感受，看那些難熬的日子都撐過來了，接下來就要更放開地去活！」

在我陷入低潮、開始懷疑自己時，她不會逼著我要去樂觀。

「人生就是有起有落，開心就笑，難過就看看電影、找個笑話，不想動就躺著，妳要是想找人聊天，我永遠都在。」

因為有了她的陪伴，我才可以度過治療期間的低潮，也讓我領悟到這一條路就像是夜晚的巷子，一個人走很可怕，若是有人陪伴，就

3 2 1
4
5
6

1、在隔離病房隔著房門，用語音通話探望病友。
2、我和八卦山的小彌勒長很像耶！
3、與爸媽在開刀切片的前一天，一起上山賞雪。
4、來 9F 病房探望我住院的好友們。
5、骨癌病友 VS. 血癌病友。
6、質子治療倒數四次。

可以壯大膽量。

於是，成立了以長庚九樓病房為主的青少年癌友群組，慢慢擴展到整家醫院的青年癌友群組「腸羹青年住院中心」，直到今日，來自全台不同醫院的青年癌友紛紛加入群組，一同在奮戰路上，為彼此加油。

「謝謝妳創辦這個群組，有地方可以抒發心情，也能找到年齡相仿的癌友，讓我們的難處能互相被理解。」

創建這個群組，是我罹癌以來，最引以為傲的一件事。

疤痕，活著的證據

將近兩年的療程，讓我最害怕的不是白血球剩下零顆、不是上吐下瀉、不是嘴破臉腫，而是開刀後不能自理的生活。

「從來不覺得走路是件值得被羨慕的事，直到我不能走路。」十根釘子硬生生釘在嬌小的身體裡，限制住好動的靈魂。

生活離不開輪椅與拐杖、父母的攙扶，出門在外避免不了外人的側目。「身上有疤不要怕，那是妳的人生紀錄，它們是妳活著的證據。」因為手術後長達一百多公分的疤痕，還有左右永遠無法對齊的髖關節骨頭而自卑難過時，外國朋友這麼對我說。

對！我是該引以為傲！這是我勇敢對抗腫瘤的最佳佐證，也時時刻刻提醒著我，這條命是多麼不容易才救了回來。每當我看著髖骨時，就會更加感謝捐贈者，讓我重新擁有右腳。

謝謝青春無懼的自己

「妳還會再回學校嗎？」

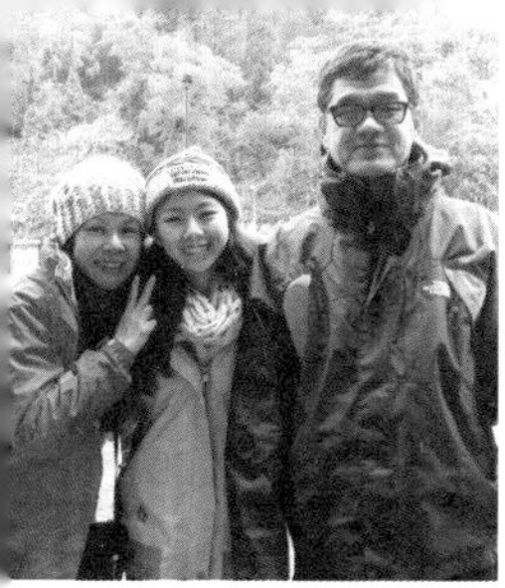

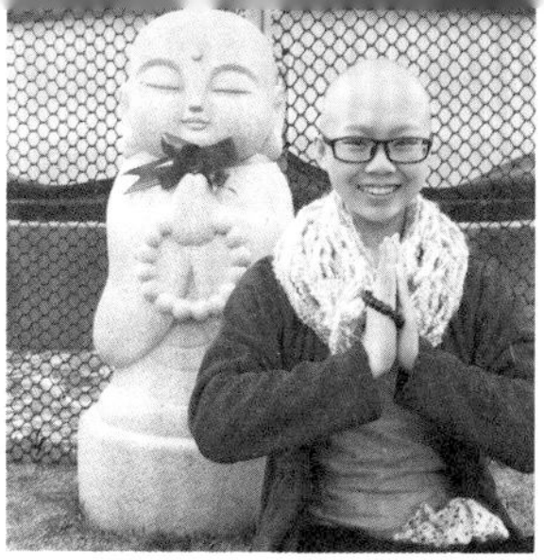

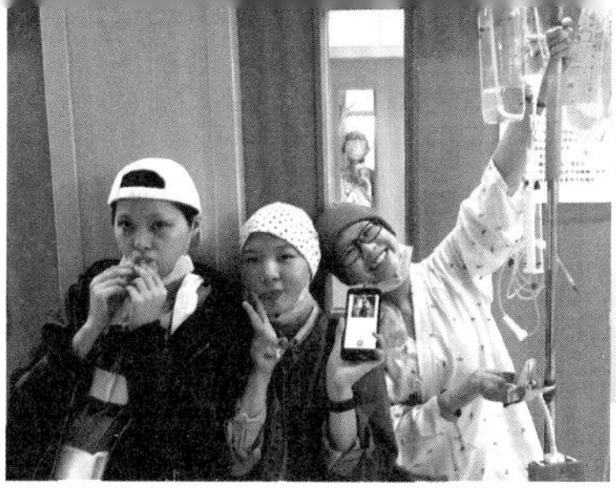

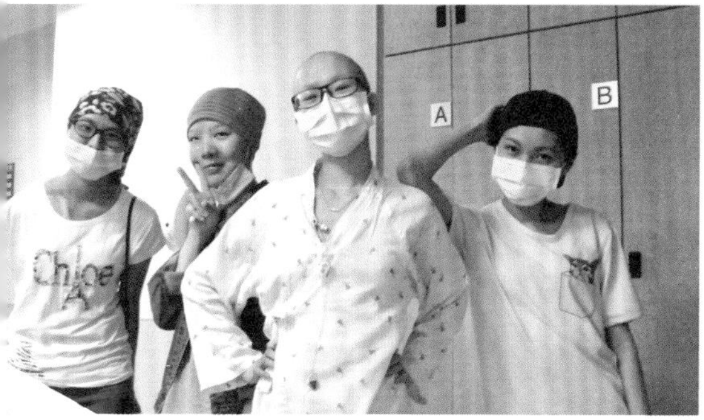

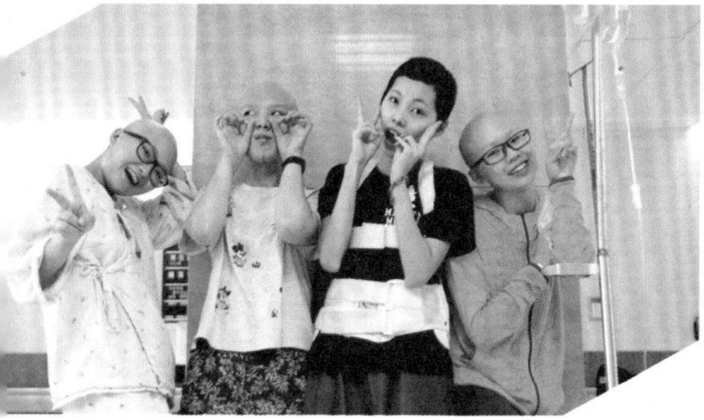

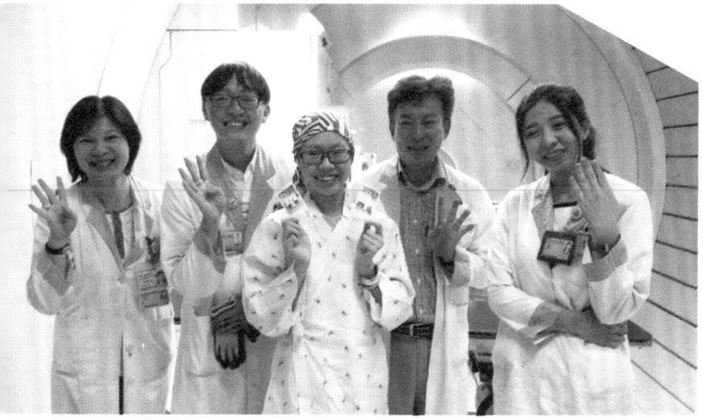

「我不知道，但我希望會。」

在醫院的兩年，每天都會感受到生命正遭受威脅，我真的不知道明天會怎麼樣，唯一能做的就是改變自己的心態，把長期住院當作是一種留學。

別人在外國留學，我在長庚醫院留學！學的是生命與健康的課題，而學成歸國之日，就是結束治療的那一天！

「十七次的化療、十二小時的大刀，以及二十五次的放射治療，是上天和醫師們聯合送給我的禮物。」

我不能讓生命決定我會變成怎麼樣的人，也不能讓疾病因此而定義自己，正視疾病的勇氣，才是值得被看見！

很感謝當時在足球場絆倒我的對手，沒有他，我就不會察覺腫瘤的存在，也謝謝異體骨的捐贈者，讓我再次踏上這片我生活的土地。

更謝謝的是，那個青春無懼的自己。

爲夢啓程的馬拉松跑者

林尚宣

舌癌

診斷時間：103 年 3 月

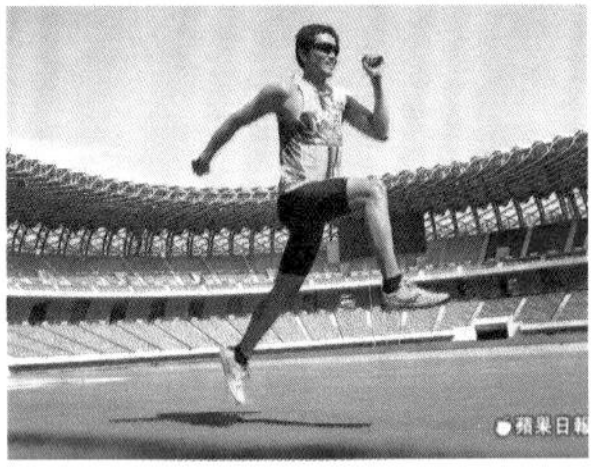

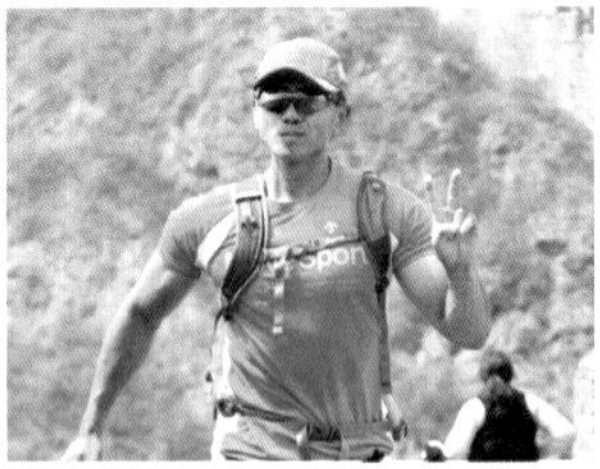

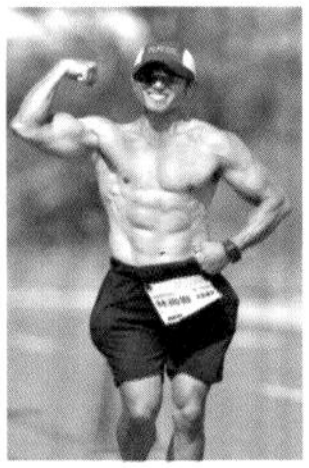

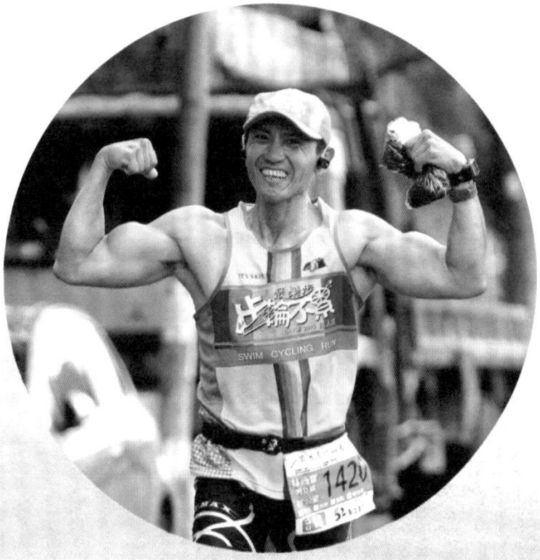

03

我們依然堅強著，
用笑容去面對未來的每一天。

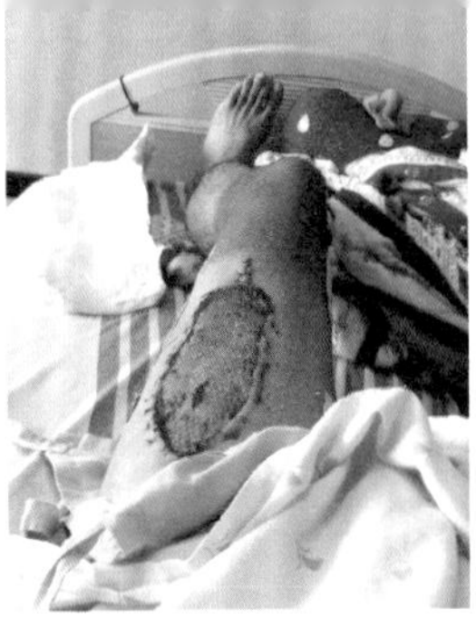
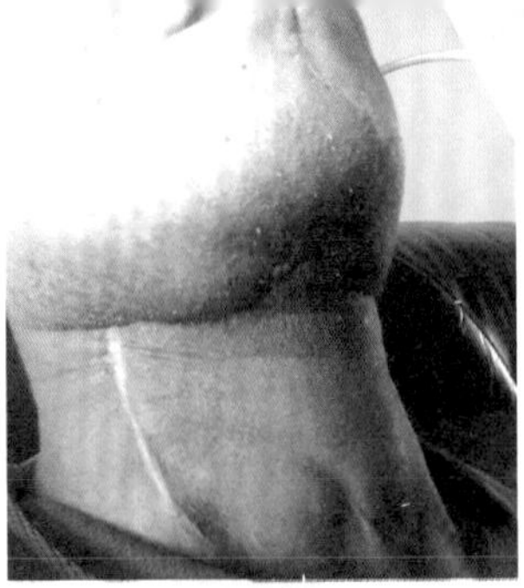
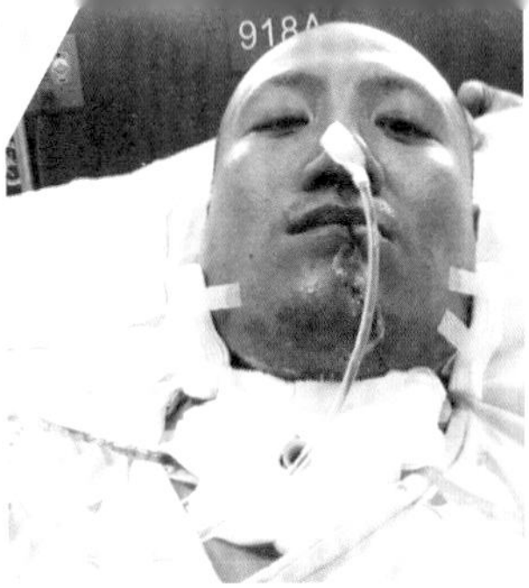

一〇三年對我而言，是人生中最大的轉折點，讓我能重新認識自己，了解生命的意義。這一年，我失去了健康，但得到了全新的自己。

身體健壯，竟罹患舌癌？

回想當年一月底，還跑了大年初一的拜年馬拉松，期望藉著馬年的第一馬，讓一整年都順利。

沒想到，不久之後發現舌頭上有破洞，當時以為只是上火，並不以為意。過了兩個禮拜，傷口仍然不見好轉，反而愈來愈痛，只好到醫院檢查。

醫院安排了病理切片檢查病灶，經過一週難熬的等待，病理報告確診是「舌癌」！

「舌癌？怎麼會，醫師你再仔細看看，真的沒有看錯嗎？」整個人癱坐在診療椅上，難以置信居然得了癌症，這一切都發生得太快，快到我還來不及做出反應。

舌癌是什麼？怎麼都沒聽過？舌頭也會長癌細胞？

一直以來，我的身體極為健康，體力過人，少菸少酒，竟然會和癌症扯上關係？當下真的很茫然，是不是老天在跟我開玩笑？怎麼可能會是我呢？

真希望這一切只是場惡夢，夢醒之後回歸正常，我還是健康的林尚宣。

流浪二十三天，完成跑者夢想

一覺醒來，世界還是在轉動，已經發生的事情只能去面對。

1、每次清氣切孔裡面的痰，是最痛苦的時候。
2、電療後，整個脖子又黑又僵硬。
3、大腿挖一塊肉來補假舌頭。
4、完成十天癌友單車環島活動。

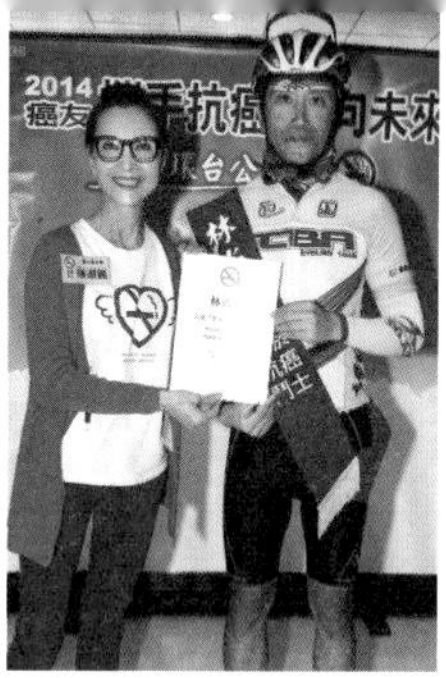

「如果生命在不久之後就要結束，還有什麼事情要去完成的？」腦中浮現第一個念頭——跑步環島，即便是跑死在半路上，我也要去完成！

於是，我放下一切，出發圓夢了。

「跑步什麼時候都可以啊，為什麼要辭職呢？」許多人不理解為什麼不好好工作，竟跑去環島。

這二十三天是我人生中最精彩的日子，放逐自己去流浪，餓了就吃、累了就睡，經歷了炎熱、寒冷、颱風、下雨，這些考驗依舊沒能阻止我前進的步伐。因為我知道，我是在和時間賽跑，要是現在停下來，以後可能沒有機會做了。甚至，我還想著：「就算我的生命停留在此時，我也覺得不虛此行！」

祈求菩薩，求祂讓我早點解脫

既然完成了夢想，就要回到現實，面對接下來的挑戰。

「舌癌末期，轉移到頸部淋巴，五年存活率不到百分之三十，需切除舌頭的三分之二。」當我被推進手術房時，內心是無比的平靜，人生已經沒有遺憾，就算不醒過來也沒關係了。

和死神搏鬥了十六個小時，我醒了。當時就想著，老天爺讓我醒來一定有祂的用意，不管接下來有什麼樣的考驗，都要勇敢地面對。

電化療是一場惡夢，沒有一天能安穩的睡覺，因為無法自行進食，只能就鼻胃管灌食度過，看著美食節目望梅止渴，隨著療程的進行，副作用不斷在體內累積，一天比一天煎熬。

面對漫長無止盡的治療，成天都想著要怎麼結束生命，才不會那麼

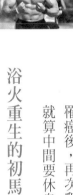

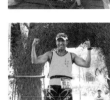

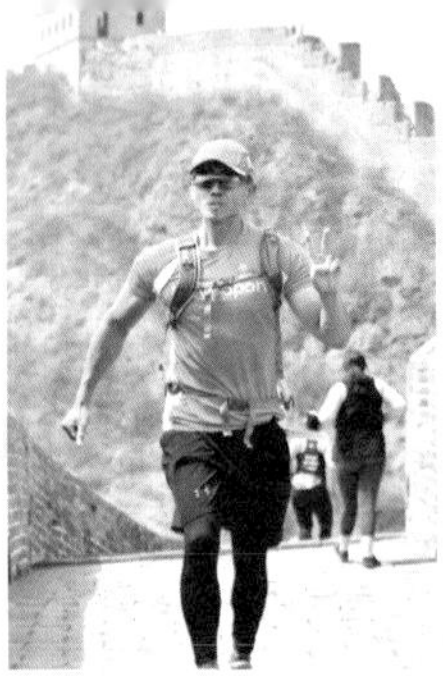
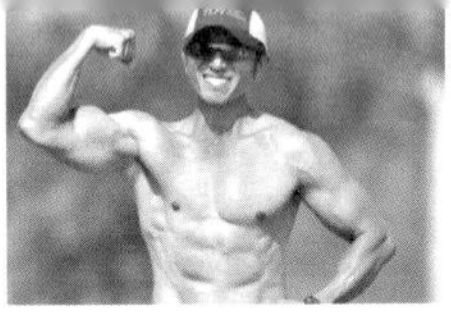
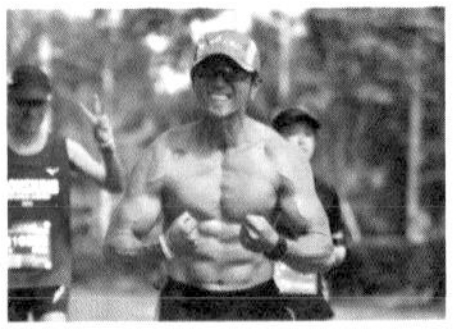
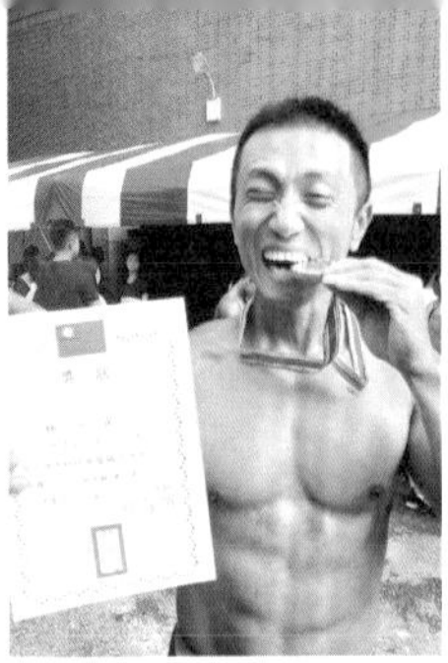
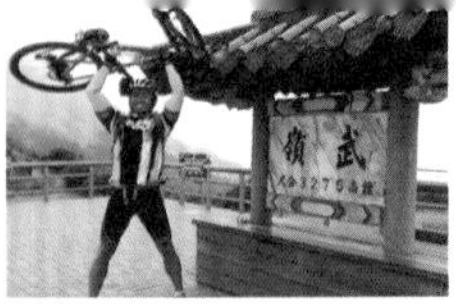
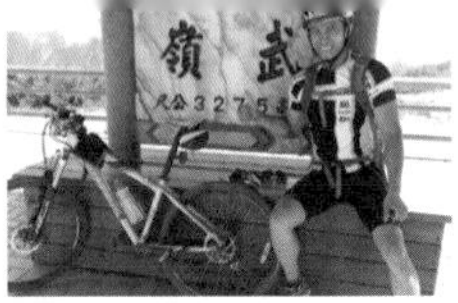
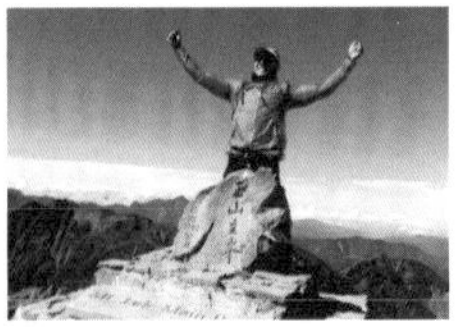
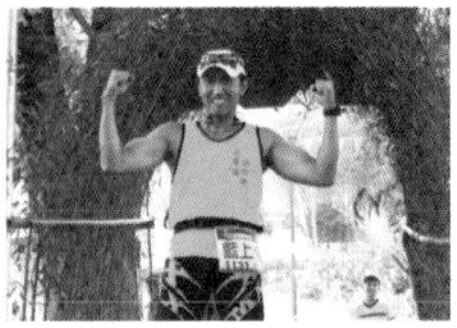

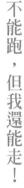

痛苦，甚至每晚睡前都在祈求菩薩保佑——保佑我一覺，就不再醒過來。菩薩卻一點都不打算幫助我，讓我活到現在。

不能跑，但我還能走！

等到療程全都結束，想要再回到馬場上時，才發現過去引以為傲的體能全部消失殆盡。再加上治療結束的後遺症，血液循環相當不好，感覺全身被繩索束縛一般；為了補上切除的舌頭，左大腿也被割掉一大塊肉，有長達一年的時間，跑起步來總是一跛一跛的。

以前可以一路從大崗山的山腳下跑到山頂，現在連走完一圈四百公尺的操場都非常困難，運動了二十幾年，不到半年的時間，不但沒有辦法回到過去，甚至一切歸零，真的很沮喪。

「反正我的人生已經走到這種地步了，就讓一切重新開始吧！」每當有人問我怎麼重新開始時，我總會這麼回答。

雖然不能跑，但至少還能走。將一切歸零，從走路開始復健，只要求一天比一天更進步，哪怕是多走一步也好。

罹癌後，再次爬了大崗山，就算只走了三分之一的路程就氣喘如牛，就算中間要休息無數次，我也堅持著一步步走向山頂。

浴火重生的初馬挑戰

後來透過許民榮大哥，參加了癌友單車環島的活動，再度踏上環島的旅程。

完成單車環島後，我的體力與自信心恢復了不少，不再被自身的情況阻礙。

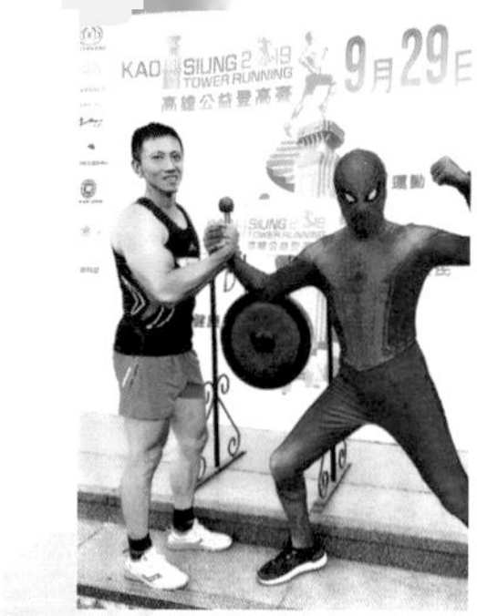

9 ｜ 8 6/7 5 3/4 1/2

1、104.6.2 從埔里西進武嶺挑戰成功。
2、104.3.13 南投久美 72 公里超級馬拉松完賽。
3、105.5.8 從花蓮東進武嶺挑戰成功。
4、105.7.6 一日單攻玉山挑戰成功。
5、107.8.25 府城盃健美賽壯年組亞軍。
6、107.12.2 阿公店馬拉松。
7、108.2.19 高雄國際馬拉松。
8、108.4.23 萬里長城馬拉松。
9、108.9.29 高雄 50 樓公益登高賽。

找回了自信心，開始嘗試跑步，一開始只有一般人快走的速度，接著再慢慢加快速度、拉長距離。從永安的六公里健走，到屏東的二十四公里超半馬，這都要感謝好友練跑時的陪伴與督促。

我的心靈導師楊聰宸大哥常說：「尚宣，你是我見過最有意志力的人，絕對沒人能打敗你，我以你為榮！」

十二月十四日，我完成了浴火重生後的初馬，跑到終點的剎那，我感覺自己完整了！經歷這一路的淬鍊，我又重新站起來，回到熱愛的馬場上。

癌後人生，設定挑戰目標

「人生就像一盒巧克力，每天都要吃一點苦，以免忘記苦是什麼味道。」我不敢說我的人生就此苦盡甘來，因為三年內再度復發的機率高達百分之九十。

所以，我為自己設定許多挑戰目標。我跑過一百公里超級馬拉松、騎單車上武嶺、一天之內攻上玉山主峰，今年更是代表高雄市參加總統盃全國健美錦標賽，得到壯年組第四名，這是從來沒有過的經歷，如果沒有罹癌的話，這一切都只是幻想。

同時也多次出席公益路跑活動，鼓勵癌症的病友們，末期的我都可以熬過來了，相信你們也可以，畢竟我也是這麼走過來的。開朗、積極地面對癌症，在風雨過後，一切都會雨過天晴。

傳遞幸福能量的藝術家

孫維瑄

乳癌

診斷時間：104 年 11 月

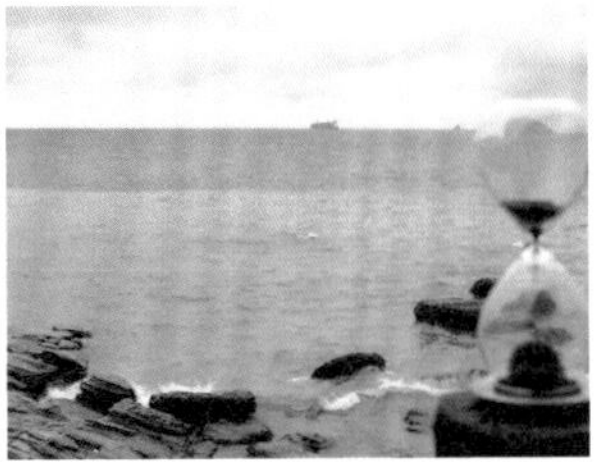
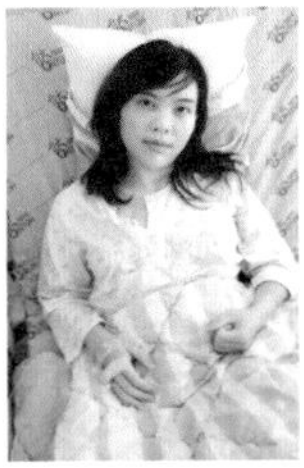
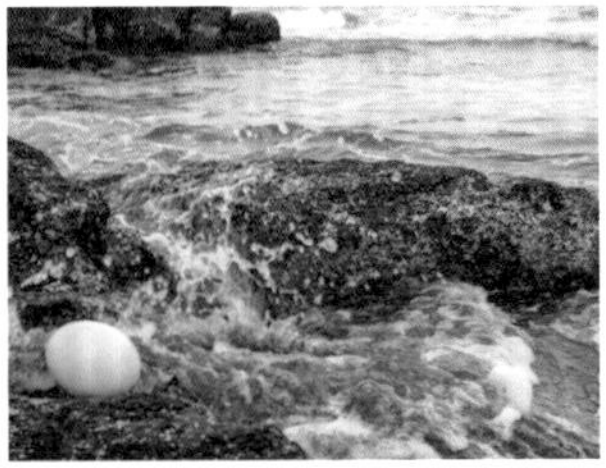

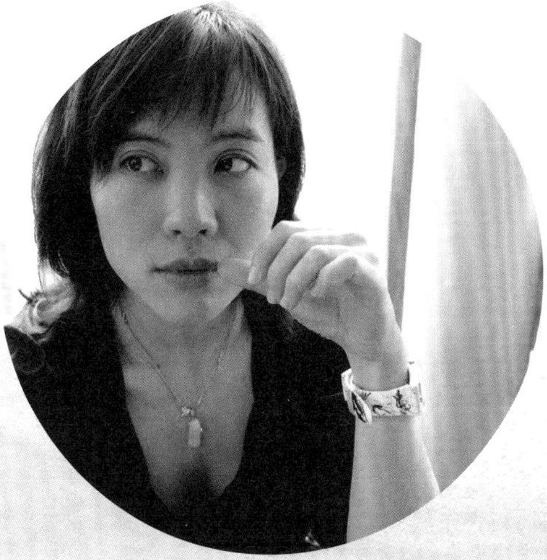

04

人活著就有希望，
有希望就能活著。

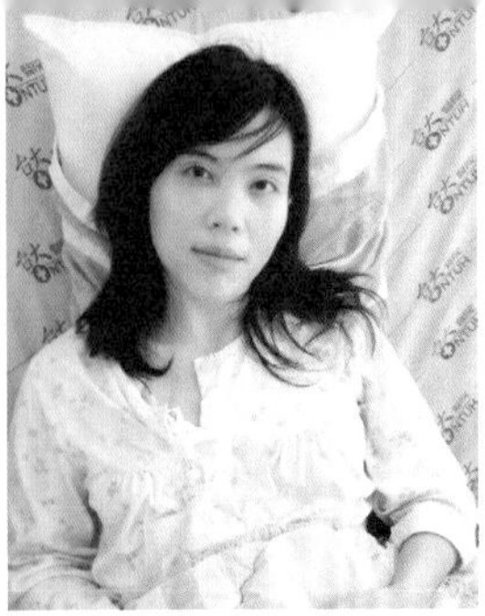

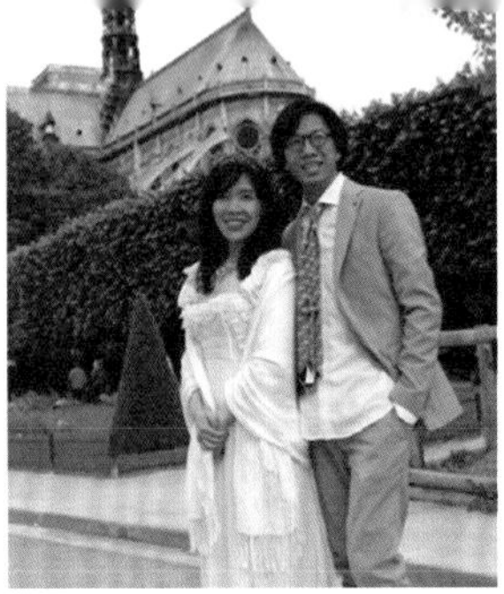

5 4 3 | 2 1

1、103.5 巴黎聖母院結婚照 。
2、104.12.05 第一次化療 。
3、《遠去》有感於時間消逝而引發的創作。
4、5、《命運 · 蛋的試煉》創作。

「可能是不好的結果。」一次常規的檢查，改變了我的人生軌跡……。

最初，我沒有把這句話當回事，以前也長過良性纖維瘤，自認為身體很健康，也還年輕，並沒有將癌症與自己連結在一起。

脫序的人生

「我還能活多久？」一向冷靜的我，突然間失去了語言能力，只能吶吶地開口問了一句，自己以前可能會嗤之以鼻的問題。

人生跑馬燈在腦海中跑了一遍，才驚覺道：「醫師，我去年才剛結婚，治療會影響到生育嗎？」

「只有一次的機會嘗試凍卵手術，不然將會延誤治療時機。」醫師嚴肅地提醒著。

走出診間，看到一向嚴肅堅強的父親，站在醫院冰冷白色空間的角落，流下了淚水。我的心中湧起一股悔恨的情緒，覺得對不起自己，也對不起父母。

彷彿人生的舞台還沒搭建好，竟然就要落幕了，這一刻感覺自己被世界拋棄了。

雖然遭逢噩耗，但是我沒有取消預定的展覽計劃。或許是還沒有勇氣接受人生的重大改變，還有他人同情的眼光。於是，每天從展場偷溜出來，和媽媽躲在公廁裡打排卵針。

「這是唯一一次的凍卵機會，必須要成功！」三十多歲的我，生育率本來就不高，也不清楚自己能否撐到養兒育女的那一天，但至少，我不想被奪走還能生育的機會，不留遺憾地離開這世界。

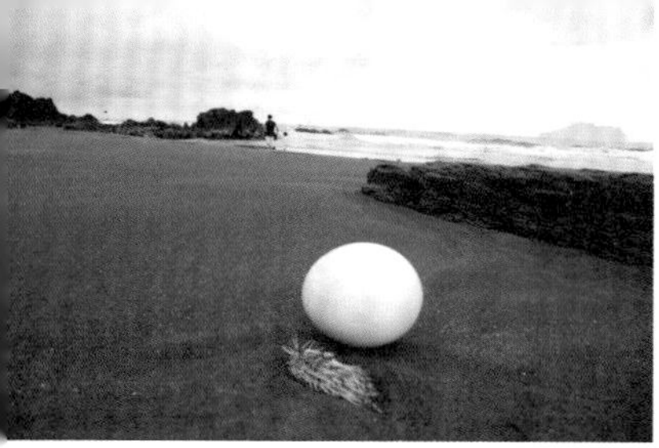
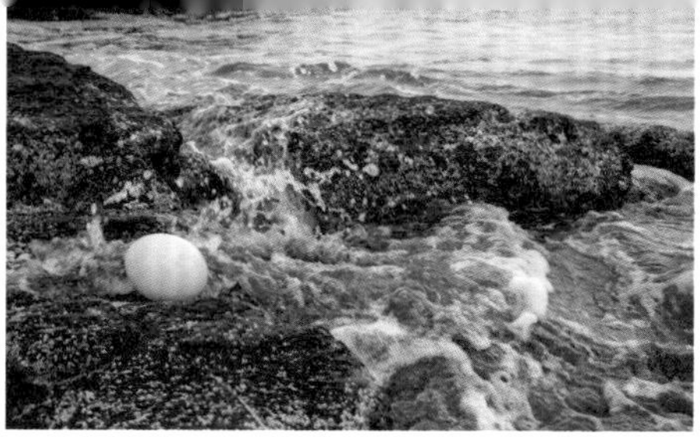
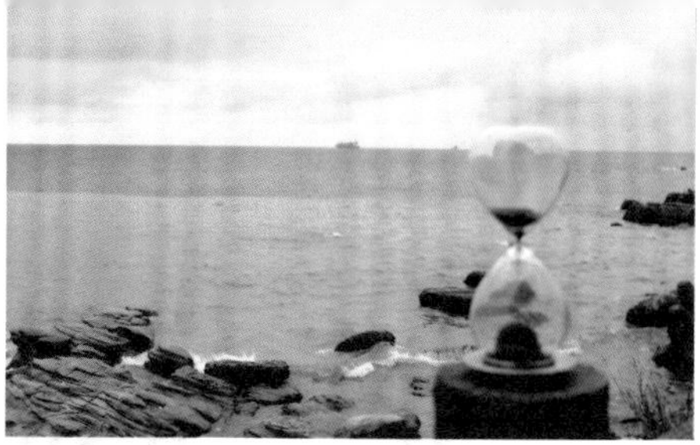

人生愈來愈脫離既定的軌道。

一〇四年，接受了一生一次的凍卵手術，體力尚未恢復，又趕著做了人工血管與第一次的化療。

「天啊！這是誰啊……？」我看著鏡子裡臉頰凹陷、毫無神采的女人，完全想像不到，她曾是在職場上叱咤風雲的女強人。現在居然連一雙筷子都拿不動，只能在病床上無力地看著年近古稀的母親忙進忙出的身影。

暈眩感與不適，佔據了虛弱的身軀，猶如坐在搖晃的船上，航向了一個未知的旅程，我的人生一切都脫序了。

被世界遺棄，病痛給的巨大折磨

好勝心強的我，為了打從心裡「偽裝」成正常人，為自己挑選了一樣禮物——一頂和往常類似造型的假髮，這頂假髮就是我的「戰袍」，幫助我躲過旁人的眼光，以及維持早已遍體鱗傷的自信心。

經過幾次化療，白血球指數再創新低，在關鍵時刻病倒送醫，只能輸入抗生素預防感染，雙手也因為長時間注射點滴導致紅腫不堪。好不容易爭取到前去博物館策展提案的機會，也只好放棄。

外貌改變、工作無法繼續，生活上的一切事物的驟變，這些日子一連串的打擊，讓我喪失了自信心，同時也迷失了自己。

直到有一次與親友的聚會，另一桌正好是公司尾牙。與我年齡相仿的員工們意氣風發談著工作、互相笑鬧，而我因為化療緣故，苦於黏膜破損、水腫、喪失味覺等副作用纏身，頂著令我過敏的假髮，裹著臃腫的羽絨衣，行動緩慢、食不知味地進食……。

1 1、2、
2 105.11.05 文化大學視覺藝術中心展出《給自己的情書》作品。
3 3、4、
4 106.12.13 臺灣攝影家新書發表會，完成兩本著作。

「為什麼是我？為什麼我變成了現在這個樣子？」這一切的對比，讓躲在公廁裡的我，不禁崩潰大哭。

這是被世界遺棄的孤獨感與疏離感，是病痛給予的另一個折磨。

國際策展人，願望終成泡影

想要再次回歸職場，我更加積極地接受治療，我開始仔細觀察身體的變化。同時體力因為治療的緣故受到限制，讓我的個性變得更加柔軟，我也學會放下以往對完美的執念，更能對他人的幫助存有感恩之心。

一切似乎都開始朝著美好的方向進行。

正當我努力調整身心狀態，逐漸邁入正軌時，醫院的一通電話，又讓我跌回谷底。

「孫小姐，您已經進步到可以開刀的階段了，近期會幫您安排乳房切除手術。」想到即將失去女性的象徵，還有摘除淋巴後，搭飛機會有水腫的風險，頓時感覺上天徹底斬斷了我的「事業線」！

「國際策展人」的願望終成了夢幻泡影！因為體力不好、各種副作用纏身，以及裝有人工血管的右側不能拿超過三公斤的物品，已經讓我喪失許多工作機會，為了謀生只好隱瞞病情，繼續接一些時間、體力上較能配合的案子，但也經常弄得身心俱疲。再加上，乳房重建手術的高昂費用，讓我望之卻步。

幸好，奇蹟發生了！開刀時，發現治療效果很好，最終只做了局部切片，前哨淋巴也因為鈣化，而減少了手術範圍。

經過了這次的震撼教育，我決定努力實現自我對文化藝術夢想的同

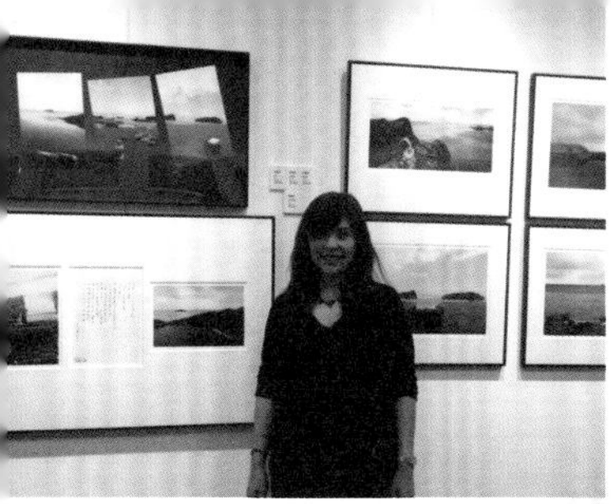

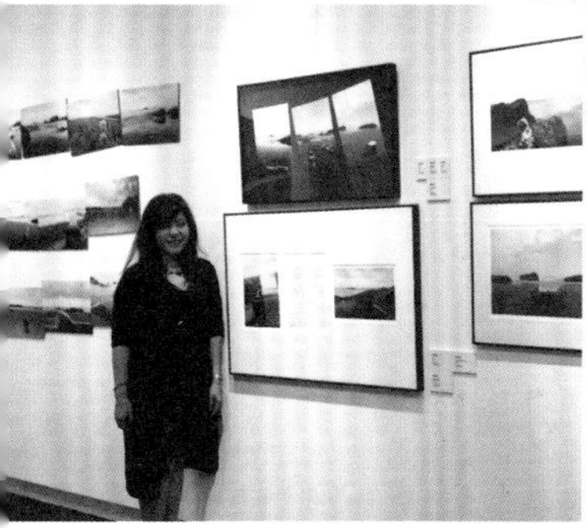

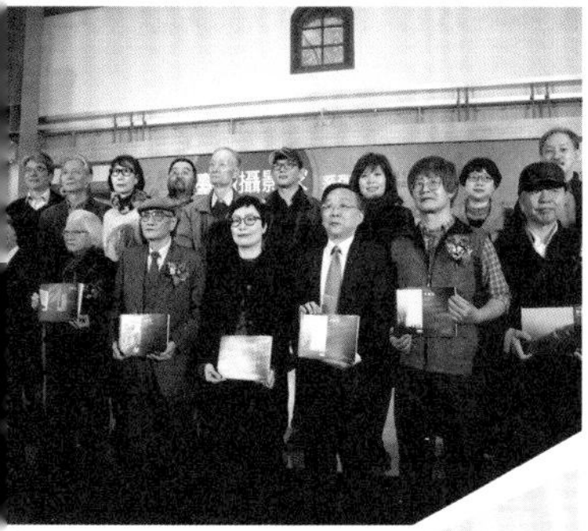

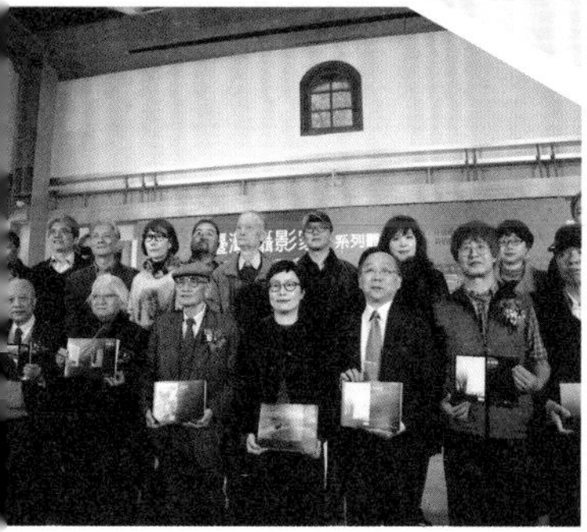

時，也要為癌症相關事務盡一份心力。

我的文藝復興

一次因緣際會下，以藝術家的身份共同參加聯展。當時正值化療後副作用最嚴重的時期，抱持著可能是最後一次的想法欣然參與。《給自己的情書》系列攝影作品，希望表達的是：「不論在什麼時空與狀態下，都能愛自己、自我鼓勵。」

記得在海邊取景時，正值颱風天前夕，為了爭取時間搶拍畫面，同時保護拍攝的骨董物件不被風雨破壞，我在海邊「健步如飛」，將病痛拋諸腦後。那時，突然感受到了藝術創作的轉念與療癒。

之後的創作更深化了主題，《命運‧蛋的試煉》，探討生命的不同形式與環境的關係，同時也強調生命的韌性。希望藉由想像力，跳脫身體的種種限制，增添生活樂趣，也提升精神力量與正面能量。

生命的考驗，可以轉化為創作的靈感與能量；人生的缺憾，也可以成就另一種美感。我希望藉由展覽，喚起大眾對癌症議題的重視。

世事無常，若能克服人生的逆境與考驗，相信人可以變得更加堅強。我也樂於將藝術療癒分享給大家，與他人交流的同時，我也獲得了存在的價值與勇氣。

等待天晴的實踐者

彭智良

肺腺癌
診斷時間：105 年 11 月

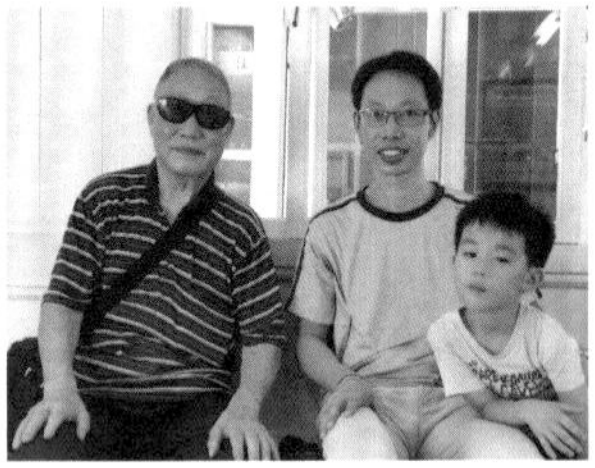
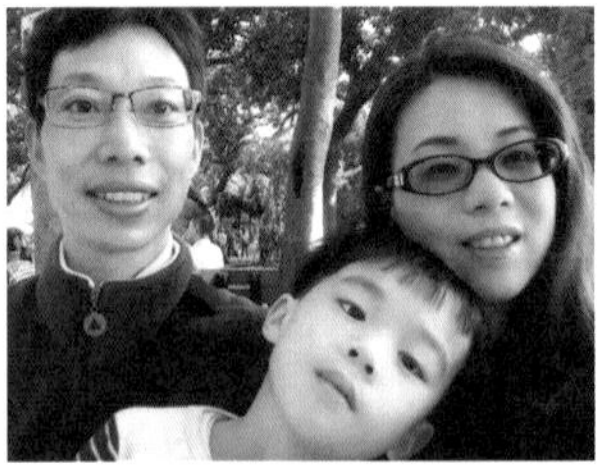
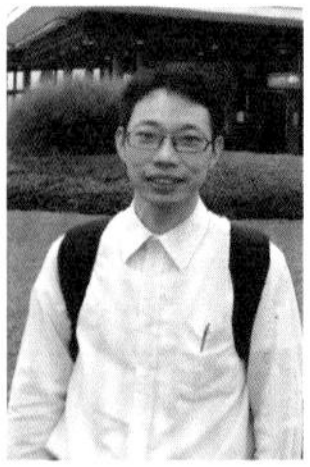

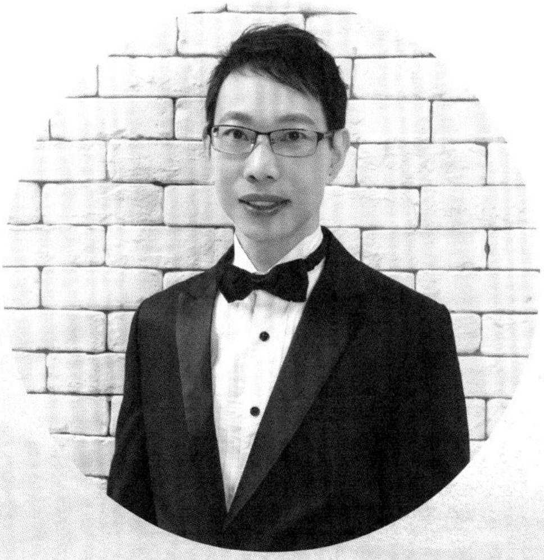

05

花若盛開，蝴蝶自來；
人若精彩，天自安排。

「為什麼這麼晚才發現？根據報告顯示，你現在是肺腺癌四期，而且癌細胞已轉移至兩肺葉、淋巴結和支氣管。」還記得，確診的那天是一〇五年十一月七日晚上八點，主治醫師到我的病床前向我宣布噩耗。

屋漏偏逢連夜雨

為什麼會是我？到底得罪了誰？為什麼所有的壞事都降臨在我們家的人身上？

去年，哥哥才被診斷出有六公分的腦膜瘤，經過兩次腦部手術、二十八次的電療才奇蹟似的復原良好，正當全家人都鬆了一口氣時，五歲的兒子被學校告知行為異常，經過醫院的檢查之後，確定是注意力不足過動症（ADHD）、視動遲緩，以及學習遲緩。

一連串的陰霾籠罩著全家，正當大家還沒從大起大落的情緒中恢復，我罹患了肺腺癌的宣告，再次衝擊了我們……。

「因為位置不佳，手術的機會是零。」聞言，只能癱軟在床上，無語問蒼天。

等我回過神來，醫師只是輕拍我的肩膀說：「加油吧。」

不敢問還能活多久？但自此之後，我夜夜失眠，食之無味，整天都渾渾噩噩，彷彿行屍走肉般過著日子。過了兩週之後，體重已經急速掉至四十多公斤，絲毫沒有求生意志。

只願陪伴兒子成長

一天，再次渾渾沌沌地回到了家，看見剛滿五歲的兒子吃力地拿著

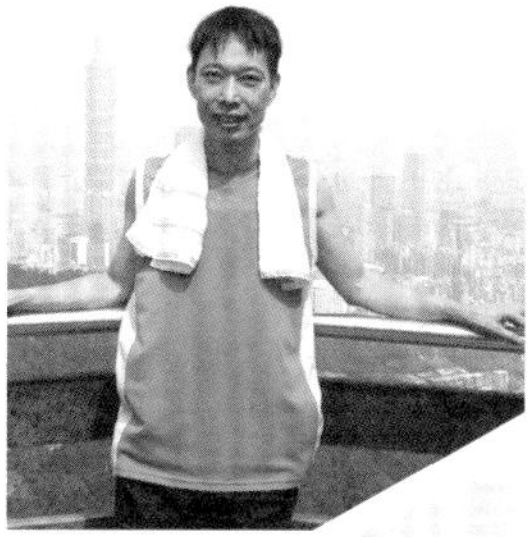
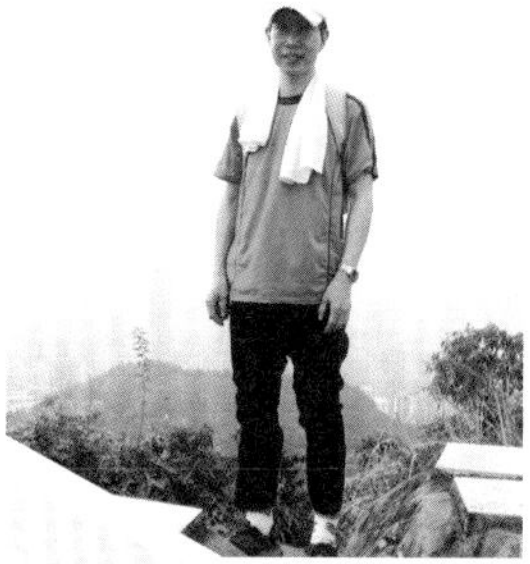
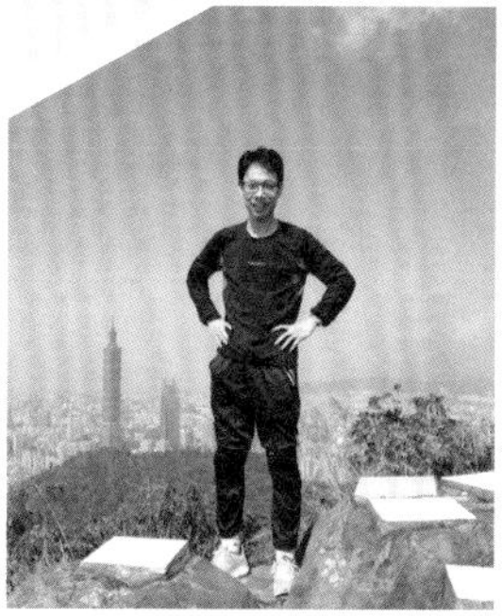
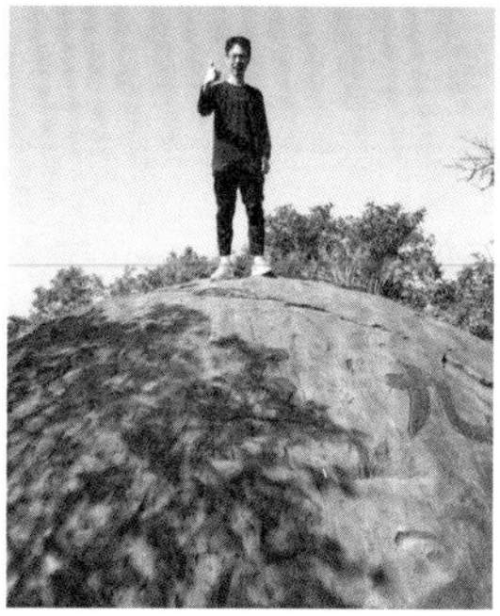

1
2
3
4

1、2、3、4、要活就要動

筆，想要在紙上畫畫，兒子稚嫩的臉龐，一筆一筆努力地想要畫出一幅畫的模樣，頓時，壓抑已久的情緒突然翻湧上來，令我抱著兒子崩潰大哭，久久不能自已。

這半個月來都沒有好好地陪伴過孩子，相當地自責；又想到年邁的父母，也因為接連而來的事件，常常在家中暗自傷神、掉淚，不禁覺得自己就是個不孝子。當下決定要為了孩子、父母勇敢活下去，陪伴兒子長大。

下定決心的隔天，我向公司申請留職停薪一年，一邊治療、一邊帶著兒子進出各大公私立醫院，以及特殊機構進行早療。

糾纏不放的癌細胞

前頭有哥哥的例子，我知道治療的過程不會太輕鬆，卻也沒想到如此坎坷。

抗癌至今才短短的三年，我的人生便按下了暫停鍵，開始了一場似乎沒有盡頭的治療馬拉松。

一開始服用標靶藥物，十個月後產生了抗藥性，接著只打了五劑的化療藥物，也產生了抗藥性。之後參加免疫醫療實驗計劃，才打了三劑又產生抗藥性……。

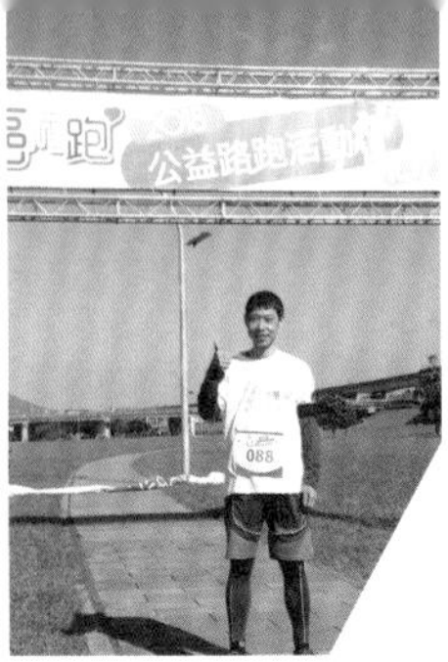

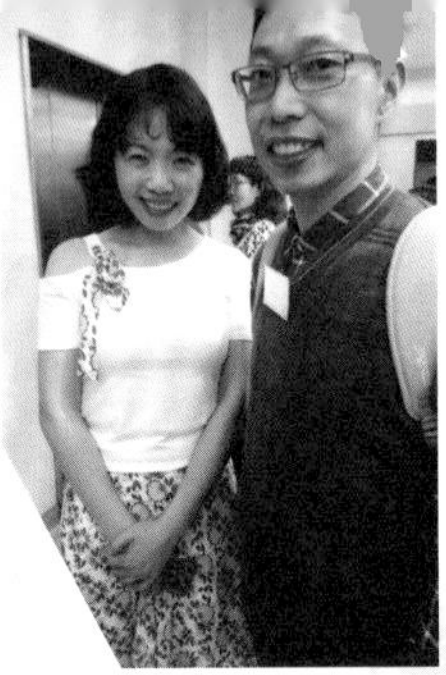
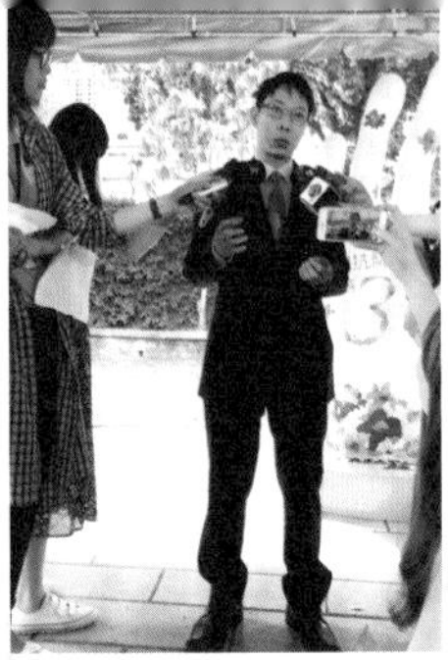
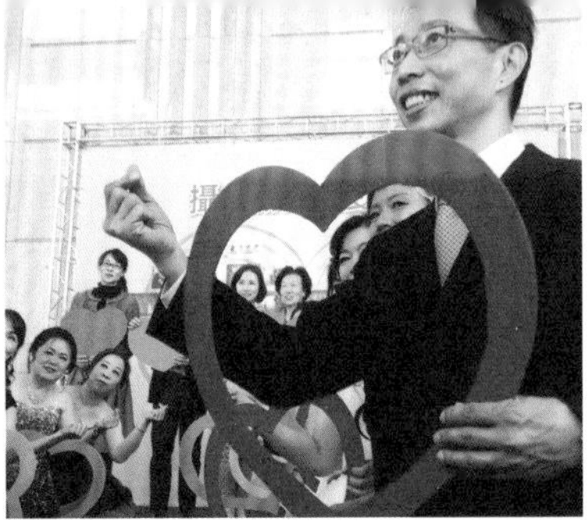

平均每半年就會有抗藥性產生，使我得不斷地更換藥劑、治療方法，仍然不見療效。

從治療肺腺癌的一線至三線所有標靶藥物、化療、電療、放射治療、免疫治療等，能夠使用上的武器都已輪番上陣，然而，癌細胞仍沒有要放過我的打算，鳩占鵲巢地佔據我的身體。

今年三月定期超高速斷層檢查發現肺部腫瘤穩定，但淋巴結腫瘤長大，骨轉處脊髓第五、六與第七節被侵蝕；六月的檢查再次發現，癌細胞已經擴散至肝臟，肺部的腫瘤猶如滿天星一樣愈來愈好。

三個月一次的例行檢查，就像是期中考一樣，當結果一如往常的不理想，心情難免會低落，甚至一度想要放棄治療，放棄堅持到現在的晨運與健康飲食。

後來，看到同樣正在與癌症奮戰的戰友們，不管多麼痛苦都堅持著治療，反思自己現在還能吃、能喝、能睡、能運動，還能上班，最重要的是，背後還有家人支持著我，只要能多活著一天就是賺到一天，我還奢求什麼呢？

癌細胞的天敵——愛

罹癌之前，只知道拼命賺錢，以為只要有錢，就可以讓全家過著幸福美滿的日子，就連家人也不常聚在一起。曾經的一次誤會，使我與姐姐冷戰了長達十年，哥哥也因為在國外工作而聚少離多。

「這筆錢是你姊姊、哥哥一起給你的醫藥費，放心去治療，我們會一直支持你！」然而，自從生病後，家人之間的感情反而變得更加緊密。姊姊主動跟我和好，不再為雞毛蒜皮的小事爭吵，還跟哥哥、父母一起湊錢支持我繼續治療，讓我可以不為醫藥費而苦惱。甚至

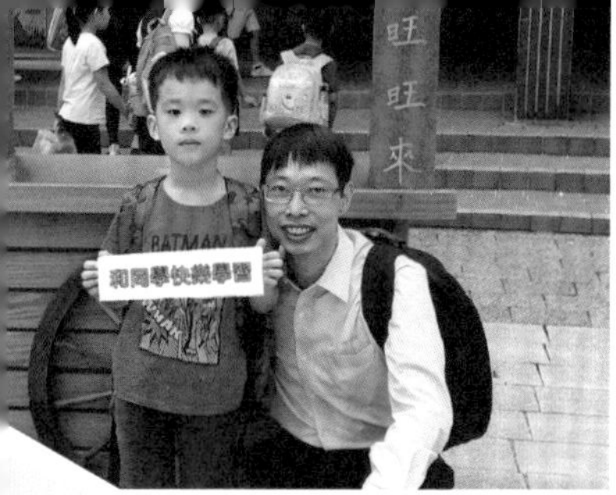

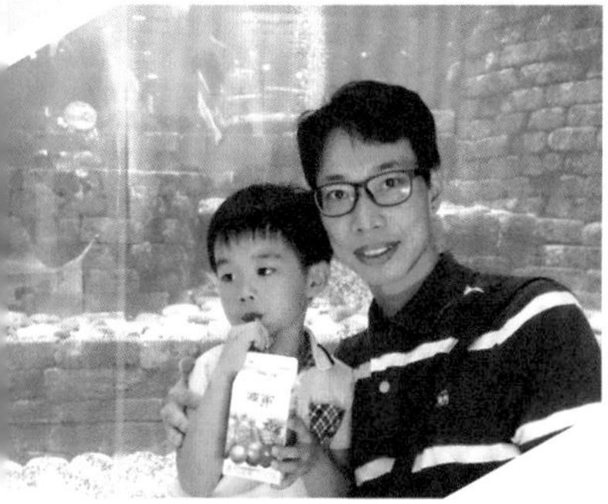

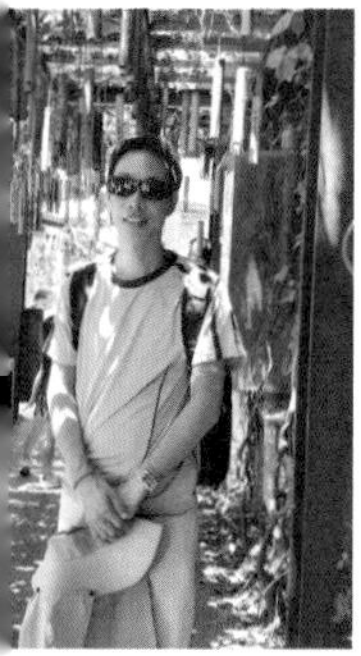

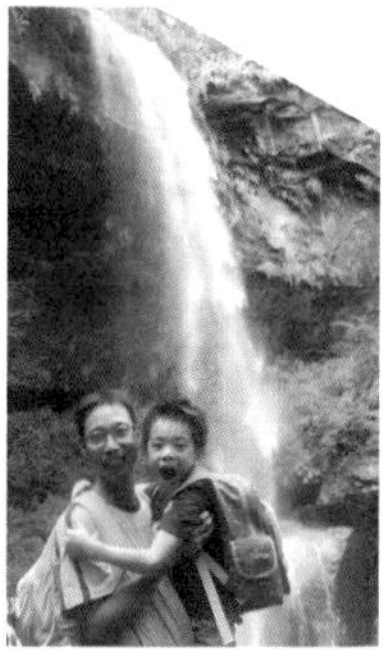

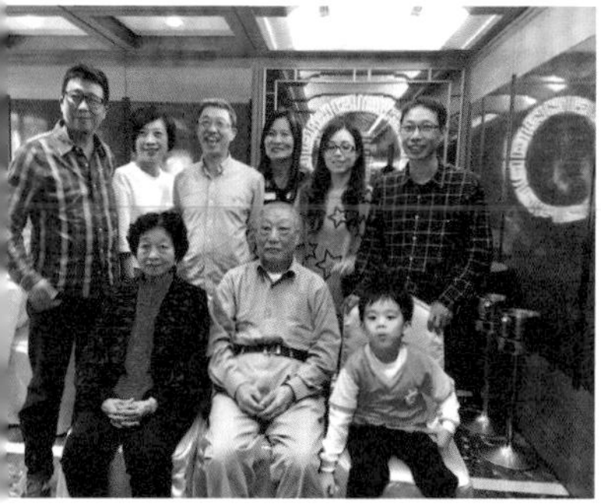

5 6 8 7 9 | 4 3 2 1

1、參加公益活動。
2、參加公益活動記者會。
3、與抗癌女神合影。
4、參加公益路跑。
5、陪小寶貝開學日。
6、7、8、休閒出遊生活。
9、我們這一家。

在重大療程時，也主動請假到醫院照顧我。

我們還成立一個家庭群組，只為了隨時更新我的治療情況，幫我加油打氣！

常言道，癌細胞最怕的就是「愛」，每天沉浸在愛的氛圍裡，我相信風雨再大，總會有放晴的一天。

抗癌的實踐者

面對癌症曲折的治療，說不在意是騙人的，為了癌細胞，經歷各種藥物所帶來的副作用，還研讀了許多相關醫療及營養補給書籍，並時常參加各大名醫演講。

雖然我不是醫生，也不是心理師，但我的實戰經驗，足以幫助剛罹癌、正茫然無措的戰友。因為是過來人，所以我知道他們的想法，可以從懸崖邊伸出援手，避免讓他們掉入絕望的深淵。

我已輔導過許多的戰友們，有些甚至因為不想拖累家人，在初期時就打算絕食等死，我多次到醫院探訪，跟她聊聊天，只為了讓她放下心裡的重擔，願意面對疾病，勇敢地活下去。

如果抗癌是一種價值，需要去實踐的前路，那我就是那位實踐者！

重返舞台的追夢女孩

湯佩姿

卵巢癌
診斷時間：106 年 3 月

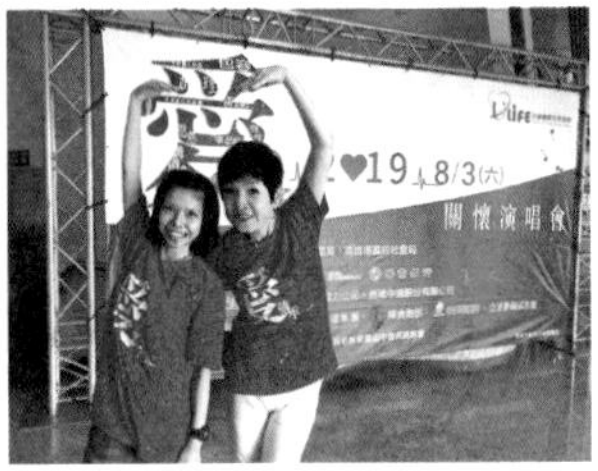

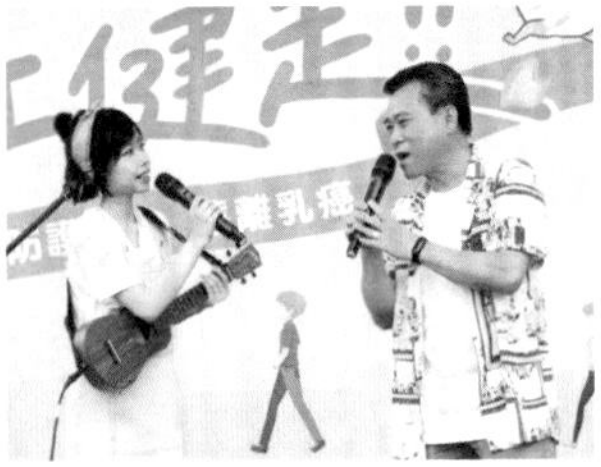

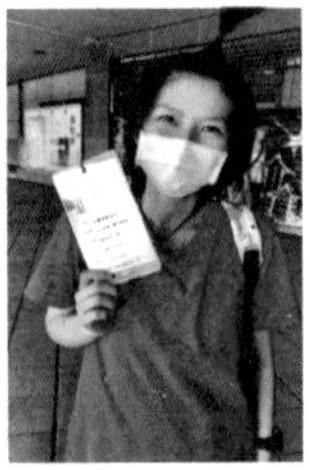

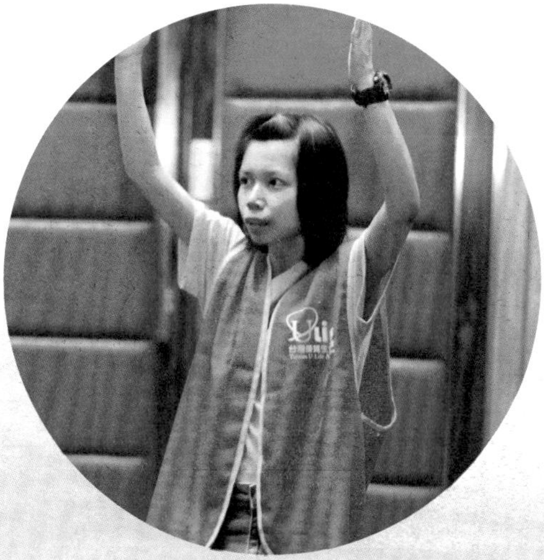

06

學習與癌細胞共存，
取得信任後，
再藉機消滅它，
推進健康的細胞去篡位。

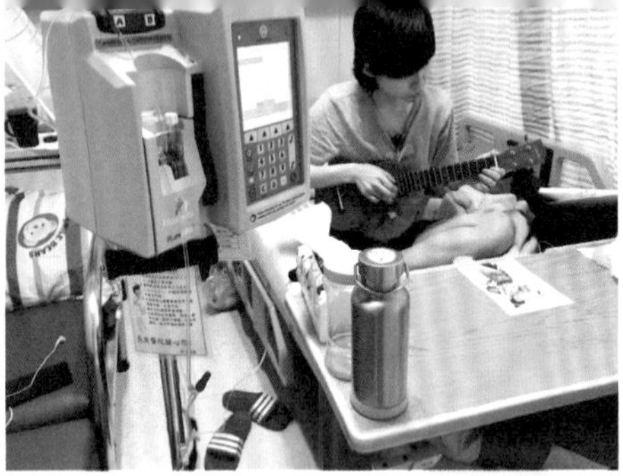

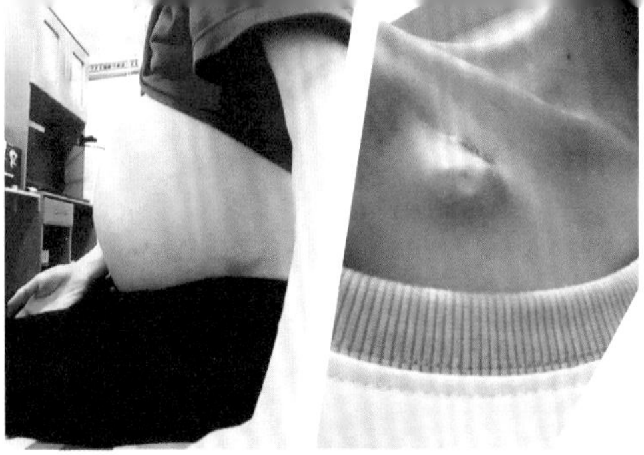

「同學，恭喜畢業！」

「謝謝校長。」從校長手上接下市長獎的獎座，原以為能乘著所有師長的祝福，在升上大學後，朝著表演夢繼續邁進。

從大學新鮮人，轉為末期癌症病患

一次排練後，回宿舍洗去身上的疲憊，卻在鼠蹊部下方摸到一個硬塊，心裡有些不安，因此隔天一早便到診所檢查，結果判斷為疝氣，安排住院開刀。心情於是放鬆下來，在術後就回到學校繼續上課。

隔週，接到家人的奪命連環 Call，要我馬上買張高鐵票趕回高雄。

「佩姿，明天妳買一張票回來，回醫院看報告。」奇怪了，疝氣有什麼好聽報告的？不是開完刀了嗎？

當下並不以為意，以為只是回去聽報告，卻忽視了愈來愈脹的肚子……。

「我們在開疝氣的過程中，把檢體送去化驗，發現上面整塊都附著癌細胞，目前初步判定是轉移性惡性腫瘤，可能是從某個器官轉移到腸子。」

每一個字都聽得懂，合在一起卻好像是天書一般，我愣在診間，一時也不知道該如何是好。

「哇那欸架雖……。」才剛過完十九歲生日欸，這份老天爺遲來的禮物，我一點都不想收下！

由於家人不捨看我接受西醫治療，害怕會承受不住化療強烈的副作

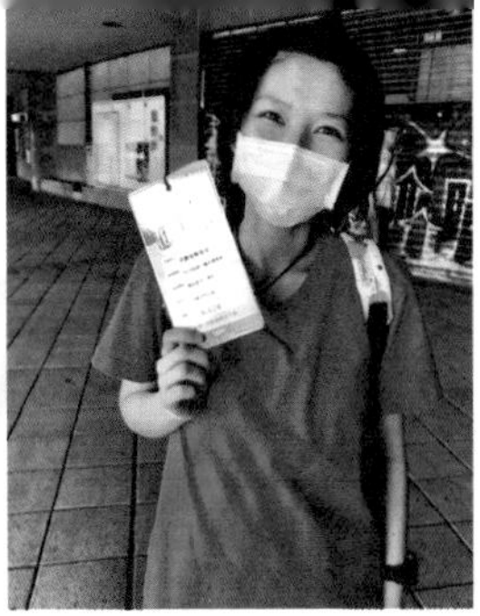

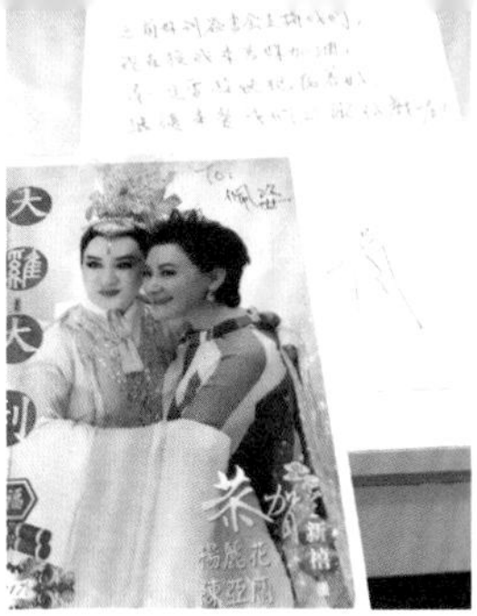

5 4 | 3 2 1

1、每個癌友的共同記號：Port-A 人工血管。
2、愈脹愈大的肚子，裡面全是惡性腹水。
3、為了上台練習烏克麗麗。
4、偶像陳亞蘭的卡片。
5、《圓夢計劃》拍攝團隊邀請我免費觀看棒球賽。

用，因此對於我要化療這件事情相當抗拒。醫師了解情況之後，對著爸爸丟出了一句話：「你這樣會害死你女兒。」

再加上，當時腹水已經讓我的肚子脹到和足月的孕婦一樣大，走幾步路就喘不過氣、吃不下東西，也不敢出門，就怕被路人側目。甚至，洗澡都要依靠家人的協助，煎熬地過每一天。

每三天就要掛急診，抽一次兩千毫升的腹水，情況嚴重到不得不乖乖聽從醫師的治療建議。

當生命宣告剩下三個月！

經過各項更詳細的檢查後，確診為「卵巢癌末期」，且轉移腹腔，癌細胞也擴散到肺、肝、胸腔等部位。

「依照妳目前的狀況，最多只能再撐三個月，我比較建議轉入安寧病房。」醫師提議。

「醫師，拜託你救救我女兒，再怎麼樣也要拚拚看啊！」當初極力反對化療的爸爸，拉著醫師的手，拜託他不要放棄。

正值青春期的我，生命只剩下三個月，這世界上這麼多人，為什麼偏偏只挑我呢？

噁心嘔吐、記憶力變差、血球降低、破皮流血等副作用，讓我痛苦不堪，每天以淚洗面。

「什麼時候會死掉？」

「為什麼他們都可以很幸運地在舞台上表演？我就要在醫院治療？」

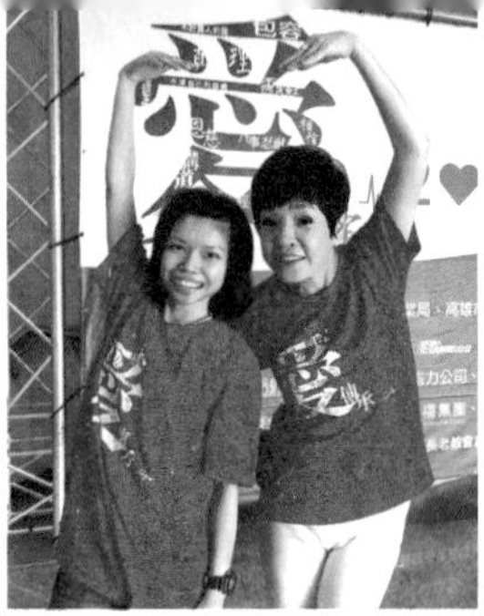
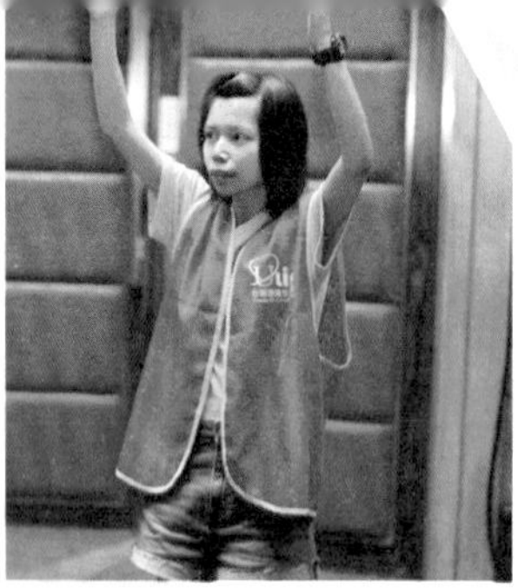
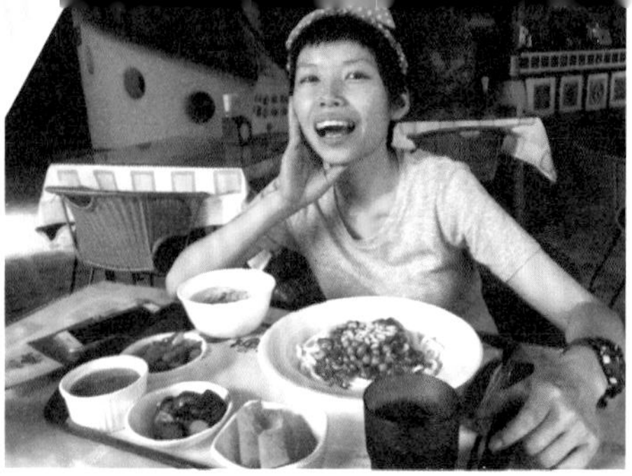

「我這輩子……是不是沒有機會再站上舞台表演了？」

所有負面想法都充斥在腦海。那時候，天天躺在病床上，想著自己什麼時候會死掉，害怕到每天晚上都不敢入睡，深怕一旦睡著了，就再也醒不過來。此時的我，真的很想放棄治療，因為不知道還能撐多久……。

生活就是靠意志力，不然很難過

親戚一個個到家裡關心，每次看到媽媽講到掉淚，不是只有我痛苦，父母的心也在痛，當時就下定決心，無論如何一定要讓自己熬過每一次的治療，從三個月的壽命，延到半年、一年……。

化療痛得無法用言語來形容，吃止痛藥也沒有用，只能靠著意志力支撐。有時候會痛到縮成一團，父母也只能在一旁安撫，看著他們無助的眼神，頓時覺得自己很不孝。

「生活就是靠著意志力，不然會很難過。」

不想再成為家人的負擔，用盡了各種辦法讓自己轉移注意力，像是看癌友們的康復見證、網路搞笑影片、綜藝節目等，不讓負面的想法浮現腦海。

偶像親筆寫信，創辦粉專分享歡樂

一〇六年四月，收到了一份讓我超驚喜的禮物——一封來自我的偶像陳亞蘭親手寫的卡片：「Dear 佩姿，之前妳到簽書會支持我們，現在換我來為妳加油，請一定要趕快把病養好，繼續來愛我們的歌仔戲喔！」

好朋友為了我聯繫陳亞蘭，只希望讓我能有動力度過每個痛苦的關卡。

5 4 | 3 2 1

1、換了一種不會掉頭髮的口服藥，這段時間頭髮漸漸長回來了，我慢慢敢出門了。
2、3、擔任台灣優質生命協會「愛傳承關懷演唱會」的志工。
4、到台中歌劇院觀賞歌仔戲演出，結束後參加亞蘭姊的慶生會。
5、「粉紅健走」活動現場，終於完成回到舞台的夢想！

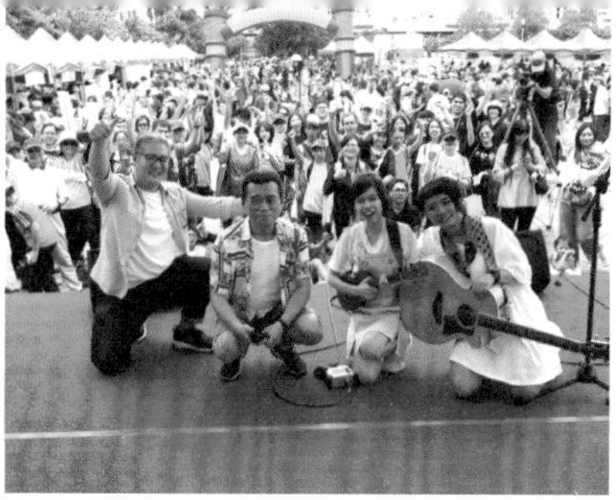

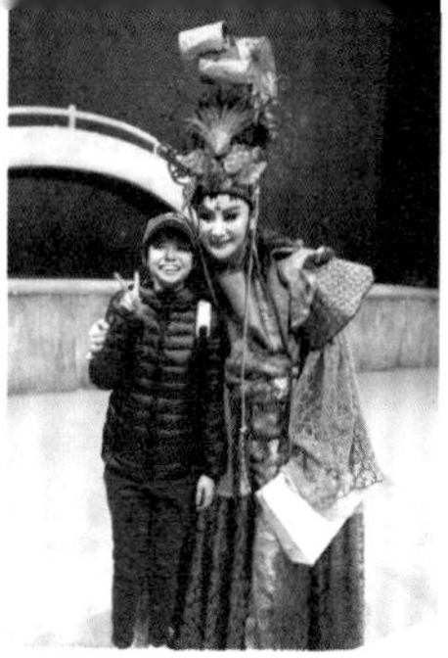

「手術過程無比艱辛，比化療還要痛苦上百倍，我竟然有辦法熬過！」肚子不再腫脹，開始有自信踏出家門，雖然不知道自己是否有機會痊癒，我也學著把每一天都當成最後一天。

同年八月，在爸爸的鼓勵之下，創立了「抗癌小天使湯佩姿」粉絲專頁，想要散播歡樂給大家，儘管體力有限，還是會拍一些搞怪的影片，當時光頭的我就戴上墨鏡，扮成女版辛龍。把自己的痛苦轉化成祝福的力量，送給同樣在生命中掙扎、永不放棄的人們。

重生的翅膀，重返舞台

一直覺得自己受到老天爺的眷顧，所以希望和我一樣深受癌症病痛煎熬的患者，能夠勇敢與癌症奮戰。因此，我想要走出去分享這份正能量。

我參加了《百萬願望——圓夢計劃》活動，將罹癌的心路歷程寫成《重生的翅膀》，以自彈自唱的方式站在舞台上演出，送給身邊愛我、支持我的人。

罹癌以來，沒有想過還能有機會再踏上舞台表演，唱著自己寫的歌，獲得大家給予的掌聲。

從那一刻起，我不再是一名受幫助的「接受者」，而是一名可以給予他人力量的「施予者」了。

展現生命力的「有病」人生

歐庭華

急性骨髓性白血病
診斷時間：106 年 4 月

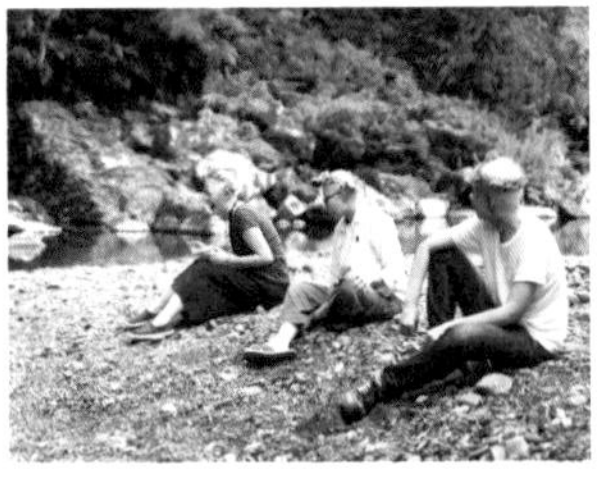
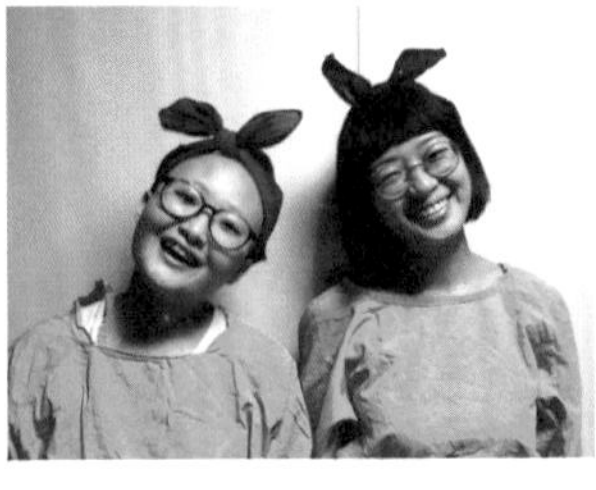
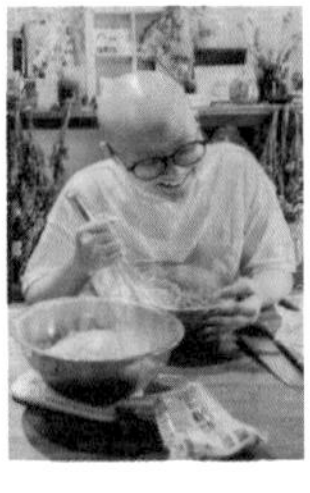

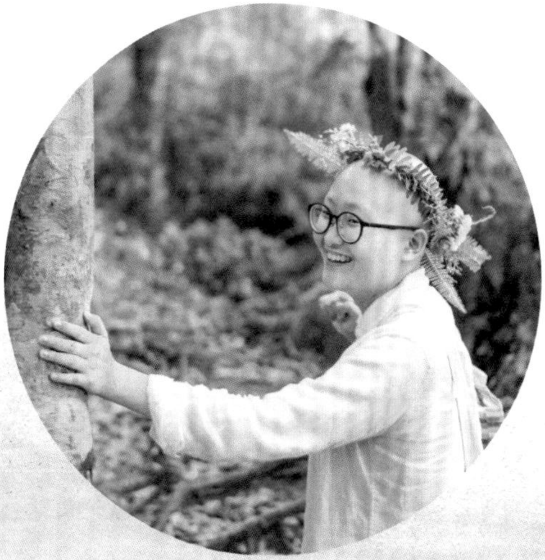

07

只有你可以決定生命的樣貌，
而不是發生在你身上的鳥事。

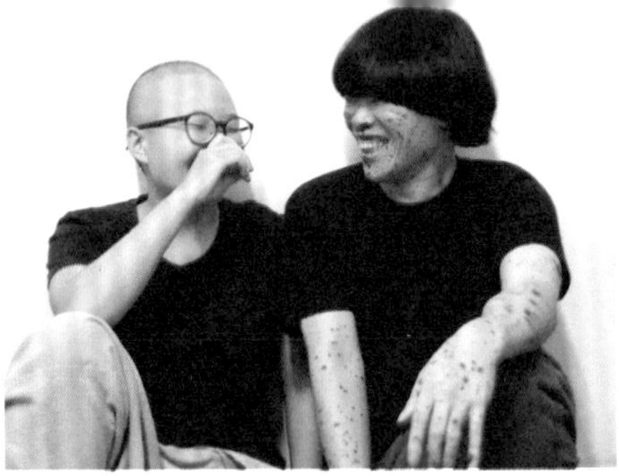

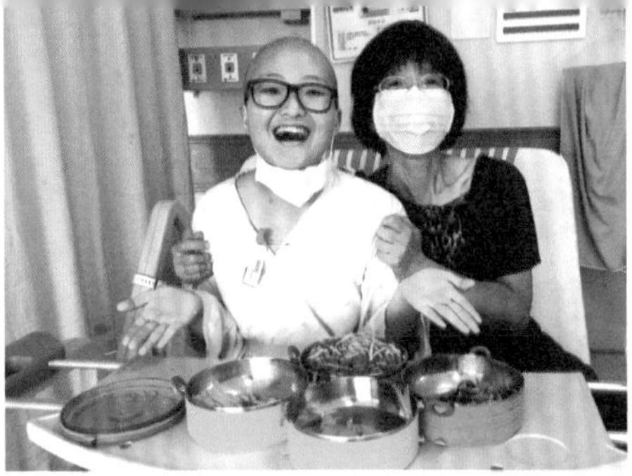

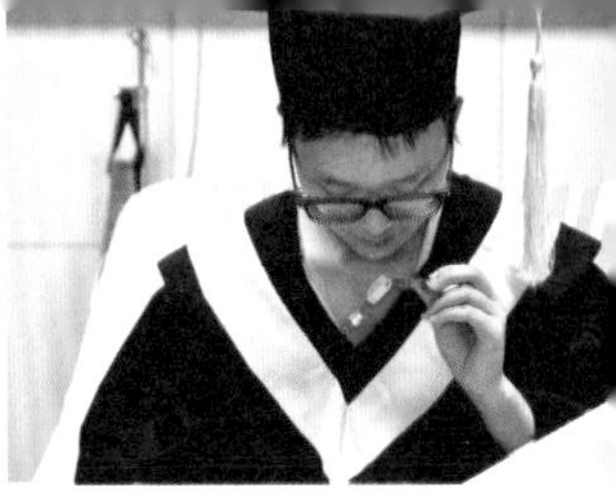

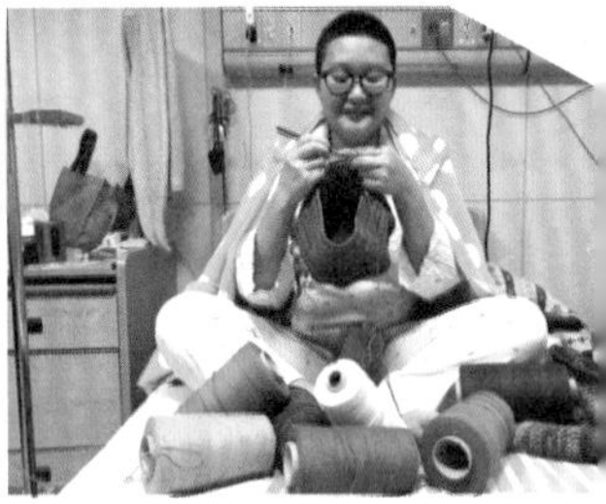

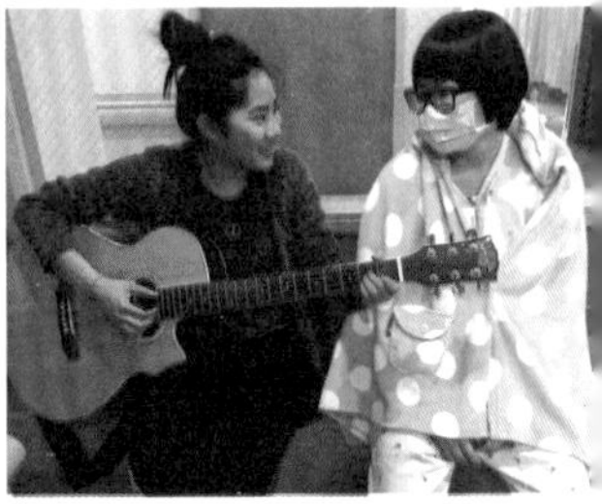

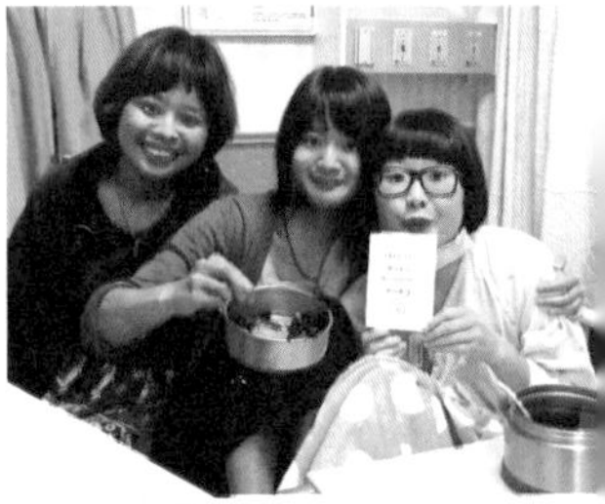

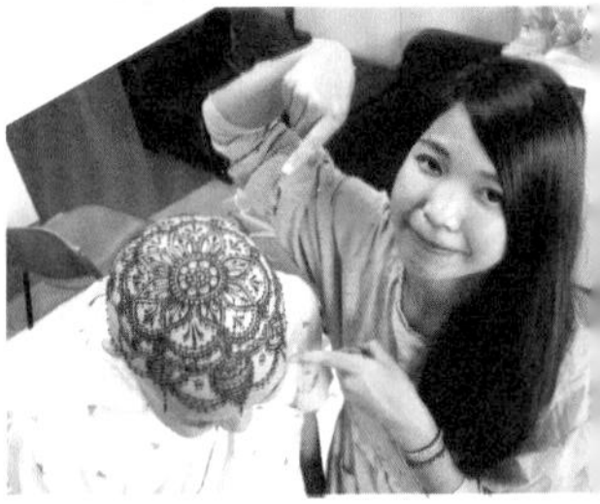

「結果是……急性骨髓性白血病。」

二十二歲，老天送了一份天大的禮物給我——我成了一名血癌患者，從上山下海的女孩，變成只能躺在醫院的病患。

令人措手不及的血癌

「不是才來過嗎？怎麼又來了？」月經才剛走沒幾天，就發現有大量出血並帶有血塊，全身虛弱到無法好好做事，臉色慘白，到中醫看診吃藥也都沒有用。

因為害怕是子宮出現問題，去了一趟婦產科進行檢查，沒有發現任何問題，還來不及放下心來，醫生把我轉到台北醫院抽血，吊著點滴，竟被宣判罹患了「急性骨髓性白血病」。

實在太令人措手不及，思緒一片混亂，只能一直掉淚，就這樣在急診室哭了三天，哭到隔壁奶奶對我說：「現在癌症就跟感冒一樣，我還去環遊世界咧！妳不要太擔心！」聞言，破涕為笑，漸漸放下心來。

急性骨髓性白血病是血癌裡面來勢洶洶、病態凶猛的一種，所以我的治療進程就像是火箭般快速，除了不斷地輸血、血小板、打點滴、打止血針，甚至當我還住在急診室時，就直接做骨髓穿刺。

8 | 7 6 1 2 3 4 5

1、我與人工血管。
2、罹癌之後，學會了編織。
3、朋友到病房裡唱歌。
4、朋友帶飯探望。
5、為光頭的我畫上祝福。
6、高中老師煮飯到病房給我吃。
7、與香港最強癌症病患合影。
8、病房裡最強的支柱。

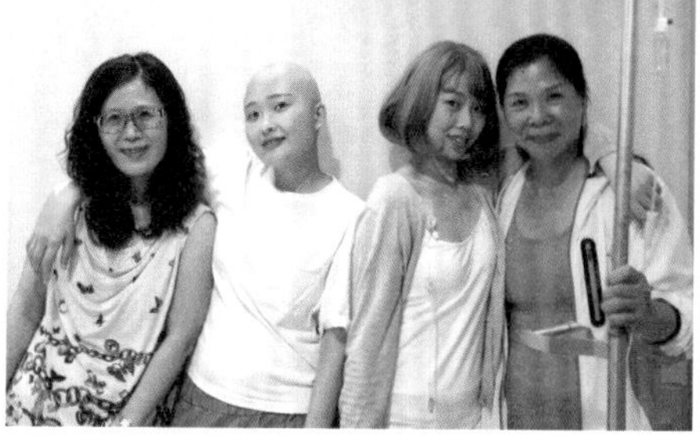

從天堂掉進地獄，再次等待骨髓配對

終於離開了急診室，換到了有著落地的窗戶、充足光線的地方，但也只是換了一間病房，繼續關著。

療程依舊是以狂奔的速度進行，早上醫生才跟我說：「下午可能要進手術房做人工血管喔！」隔天，緊接著開始進行七加三的化療（七單位的賽德薩，和三單位的小紅莓）。

好不容易撐到第四次的化療，癌細胞還是沒有減少的跡象，便被告知要進行骨髓移植。

心裡想著：「這次應該就沒問題了，移植之後，就可以恢復健康的身體了！」

沒想到，進入移植室第一天的午覺後，就被護理師叫醒：「妳要出移植室了喔！」

一時半刻沒有聽懂，還沒有移植，就要轉出去了？

「妳哥哥的幹細胞抽了兩天，量還不夠需要的一半，現在只能再去慈濟配對看看了。」護理師帶來了晴天霹靂的消息，充滿希望地準備接受移植，短短不到半天就絕望地被送出來。

移植之路不好走，首先要在四十萬分之一中找到能夠配對的骨髓，這個機率真的很低，無疑是在大海裡撈針。再來，打完高劑量化療藥劑後，還不能結束，輸完幹細胞後才是硬戰的開始。

為了打起精神，天天和隔壁房的病友們視訊，互相砥礪。每天硬是把自己從病床上「拔」起來散步，護理師總隔著監視器緊張地叫我要小心一點，也許是因為這樣，當大家都在打營養針時，我已經可

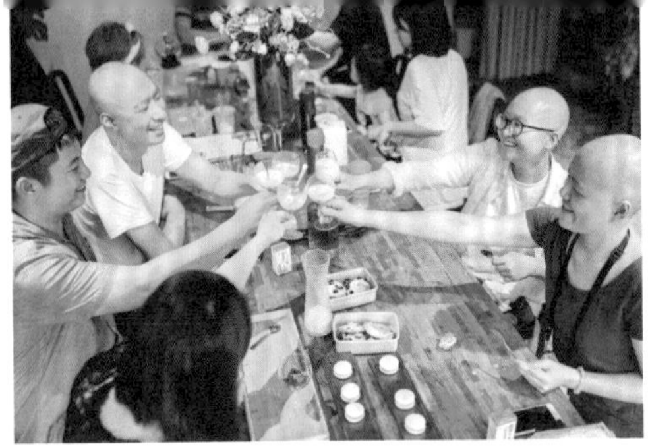
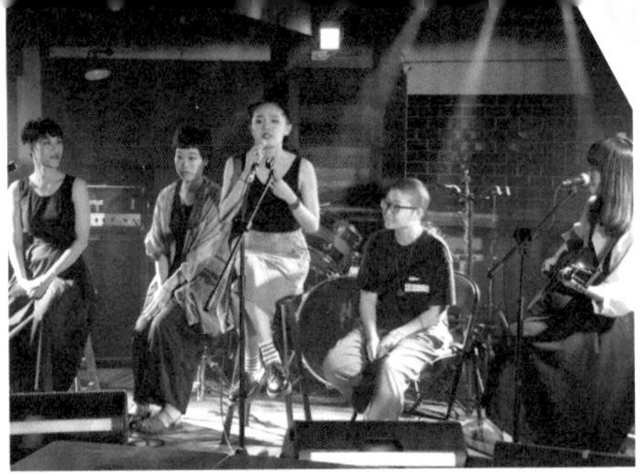
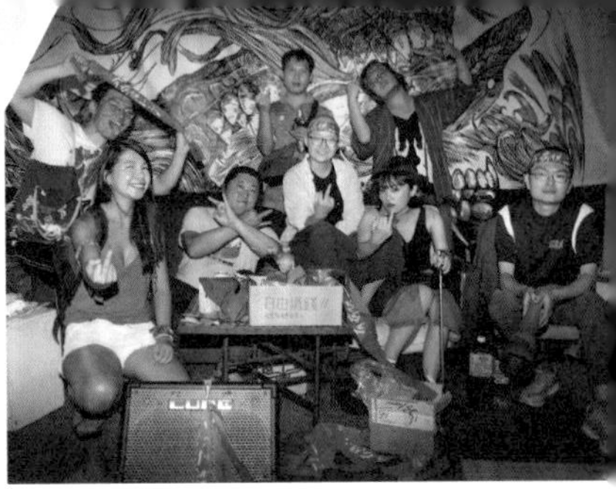

以開啟食慾通道，最後在移植後十四天直接出院，成為有史以來最早出院的病人！

「這女孩有病」，找回了病友的微笑

住院期間，映入眼簾的都是冷冰冰的白色，沒有一絲溫度，所以拿著朋友帶進病房的吉他，邀請其他年輕病友一同參與。更透過網路，和一些有趣的病友相識後，發現原來有些病友正在透過自己的力量，向世界傳遞病人不是只有虛弱的既定印象。

在朋友的鼓勵之下，成立了「這女孩有病」粉絲團，把自己每一階段發生的故事記錄下來，與更多人分享。經營了一陣子之後，開始有病友跟我交流他們的故事。

有一位十七歲的女孩用她開刀切除腫瘤的手，親筆寫了一週的信寄給我。自從十五歲診斷出骨癌後，到現在又罹患血癌，重重的考驗使她瘦弱的身軀備受煎熬，在幾乎看不見希望的生命裡尋求奇蹟。在吐出化療藥劑的前三秒，還在看我的文章，還沒等穢物處理完，又拿起手機繼續把文章看完。

「很喜歡妳的貼文，是我抗癌過程裡最有效的一帖藥，不僅止痛，還可以讓我稍微舒服一點。妳對我來說，是一個很溫暖的存在，謝謝妳的文字帶給我力量。」她寫道。

「我是一個重度憂鬱症患者，因為妳的文章，讓我找回了一些笑容。」

「歐歐姊姊笑的時候，我的世界也都亮了，希望妳一直都這麼快樂！」

5 4 | 3 2 1

1、「有病上台，無病呻吟」活動。
2、死裡重生音樂會。
3、為移植後一百天乾杯。
4、與桃園光影合作舉辦影展，帶著病友們一起做映後座談。
5、朋友靖雅為我畫下動人的畫作。

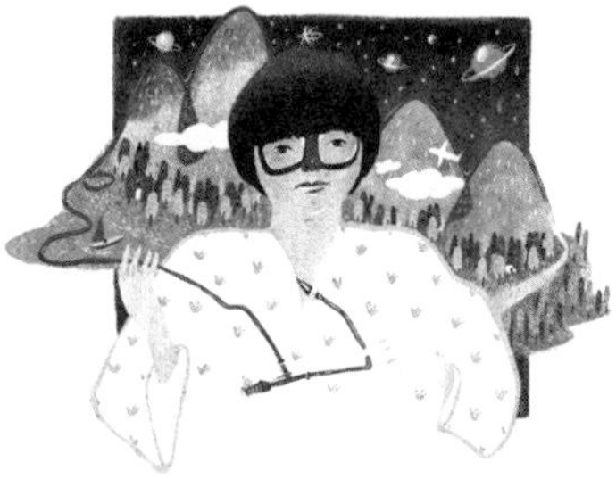

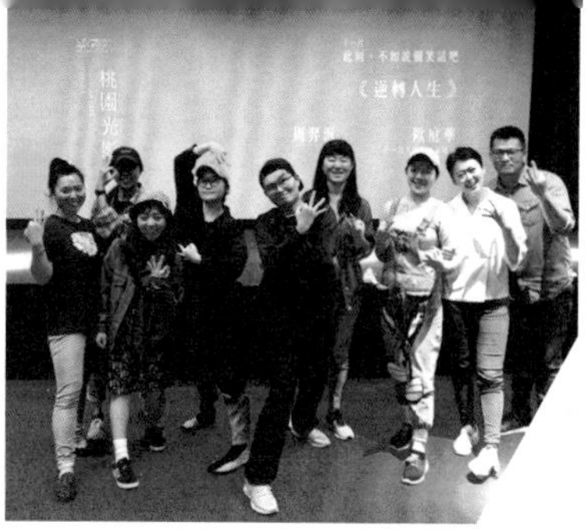

從沒有想過，自己的文字能夠成為別人的力量，也從來不期待有人會看貼文，甚至深受感動。因為有這麼多人的鼓勵，所以決定要持續寫下去，用我曾經走過的路，鼓勵其他的病友。

在生病過程中，我們不一定只能被侷限在幾坪的空間裡，還是可以做自己喜歡的事情，讓自己更有精神抵抗病魔，產生活下去的信念。

與其對我說加油，不如說個笑話吧！

其實有很多癌友都非常會寫文章，我想著若有一個平台，能夠聚集這些有趣的故事，絕對是件很好的事情，便和朋友一起創立「有病供三小」的粉絲專頁。

「有病供三小」陪伴我跟這些罹患各種疾病的朋友們，一起走過艱苦的時間，正因為共時，更能夠感同身受彼此的狀況。當有人需要時，給予歡笑和溫暖，讓年輕病友們有個能共同取暖的機會，也希望告訴其他癌友們，笑看疾病，疾病就不可怕，因為生病很痛苦，活下來更是不容易。

每個人都是一座孤島，因此需要故事來拉近彼此的距離。或許我們不太了解對方的疾病，但透過訴說，我們就不會是孤單的，反而會因為疾病而連結在一塊。

在這裡，不是要知道每個人生了什麼病，而是分享和疾病相處的經驗，可以開誠布公的討論、分享經驗，不用假裝世界多美好，用力地「靠北」生病時所遇到的不爽，轉過身來，我們擁抱彼此。

「與其對我說加油，不如說個笑話吧！」

笑一笑不會讓腫瘤變小，卻能讓「心理痛」少幾分；在每天睜眼的一剎那，多幾分力量面對世界。

用畫筆撫慰人心的靈魂畫師

蔡建民

口腔癌／腎臟癌
診斷時間：96 年 6 月

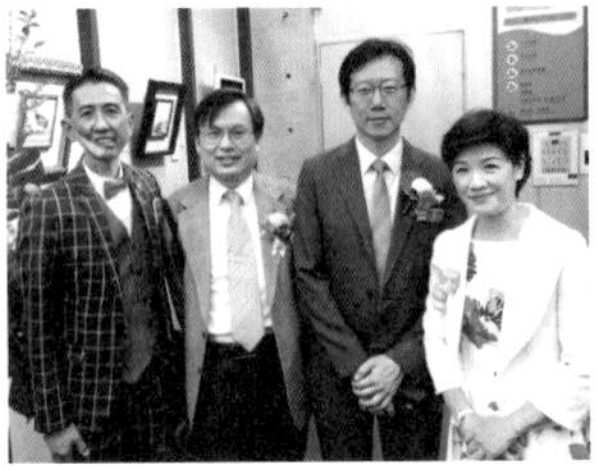

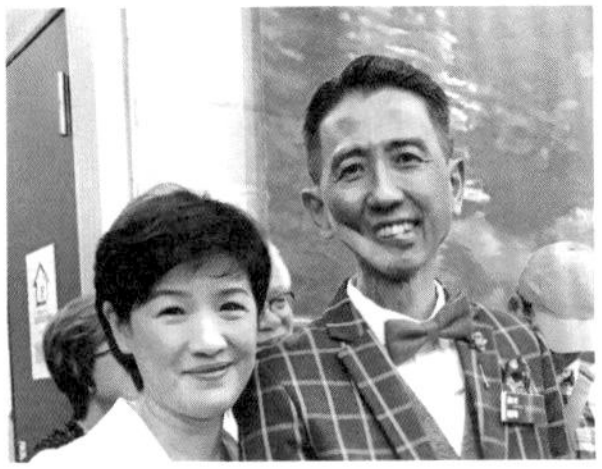

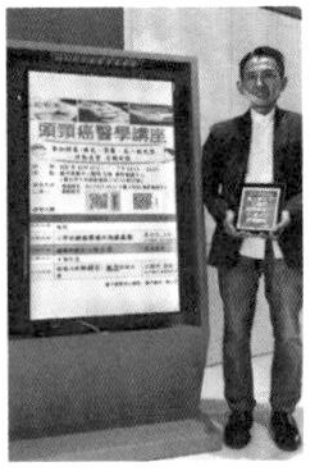

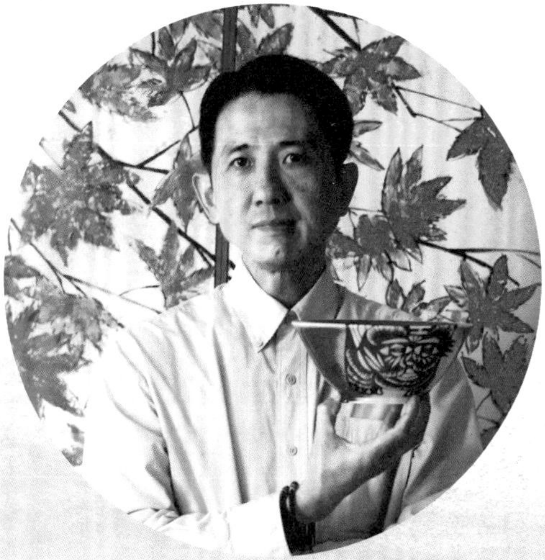

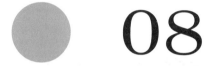

08

堅持才有存活的動力。

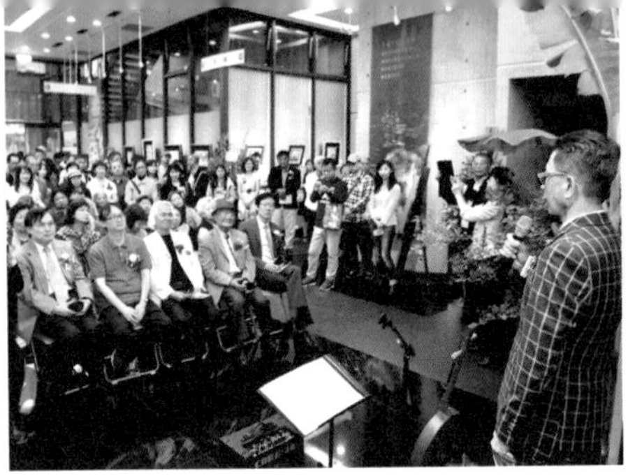
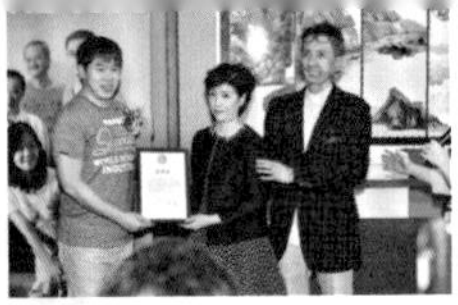
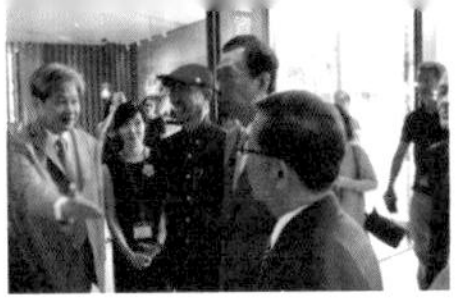
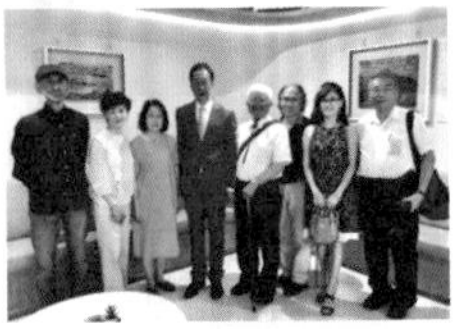
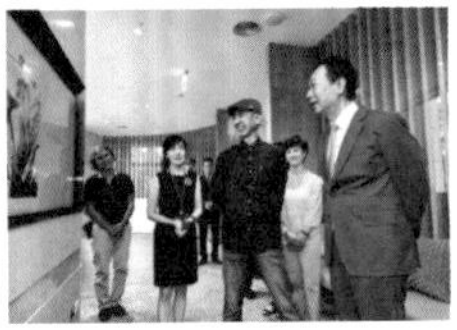
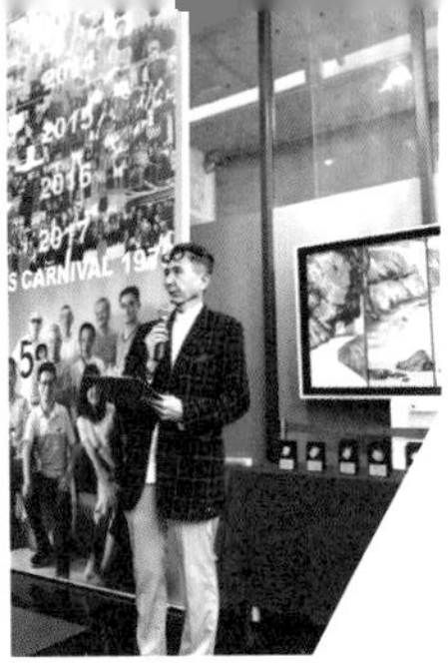

「蔡先生，您的口腔內部長了異常的白斑，建議到大醫院再仔細檢查。」

九十六年，發現自己嘴破且長時間無法痊癒，於是到社區的牙醫診所看診，牙醫師發現了白斑，幫我轉到附近的大醫院就診。經過詳細的檢查之後，被確診為「口腔癌」。

不菸不酒，竟罹患兩種癌症？

「只是單純的嘴破，為什麼會變成口腔癌？」當下頭腦一片空白，疑惑也一直圍繞在心頭。

當時，正值壯年，在職場上擔任主管，深受老闆的器重，家庭也十分美滿。我恣意地享受事業成功、家庭和樂的幸福與驕傲。一直以來，生活規律、不菸不酒，又有慢跑習慣的我，竟然毫無預警地罹患令人聞之色變的癌症。猶如晴天霹靂的消息，著實令人難以接受。

在住院前的例行檢查，腎臟發現了陰影，醫師告訴我：「蔡先生，我們在你的右腎檢查出惡性腫瘤。」

於是，在短時間內，被確診罹患了兩種癌別——口腔癌、腎臟癌。

「你應該慶幸現在檢查出來！腎臟癌是不會痛的，如果到了疼痛的地步，那就已經是末期了。」我強撐著與醫師道謝之後，跟著神情慌亂的妻子回家。

一向自詡為身體健康的壯年人，瞬間成為癌症病患，對於事業和人生諸多的規劃與雄心壯志，彷彿按下了暫停鍵，不知何時才可以再次啟動，心中的迷茫滿溢出來。

不只是我，連家人也被這片陰霾所籠罩，原本和樂的氣氛轉為憂傷

6 4 5 2 3 1

1、64班聯展覽。受邀中山公民會展出，與高中時期的同學聯合畫展，由我總策劃及主持。
2、3、台大癌醫中心。我的陶版畫首展，永齡健康基金會溫馨安排郭台銘董事長蒞臨。
4、64班聯展覽。捐畫作給「伊甸社會福利基金會」義賣，由何區長頒發感謝狀。
5、台大癌醫中心。我的陶版畫首展，永齡健康基金會特別安排與家人、老師、同學合影。
6、受邀中山公民會館展覽，我的「釉來繪陶」陶版畫個展。

哭泣，將近二十天的時間，我和太太就待在家裡，不看電視、不接收外面的訊息，完完全全把自己封閉起來。

不要讓我成爲最後知道的人

原本，想要對女兒隱瞞我的病情，她卻跟我說：「爸，不要讓我成為最後一個知道的人。」當下，意識到女兒長大了，決定為了太太與女兒勇敢接受事實，面對治療。

家人的關心，與期待能參與女兒重要的每個階段，讓我理性務實的性格，從消沉的情緒中甦醒。

「醫師，請你救救我。」我堅定地向主治醫師請求。

「我不是神，但是我會用最好的醫療來照顧你。」

自此以後，我放下事業上的光環，成為配合醫師的模範病人，依循醫囑進行治療。

經過不同專科醫師會診後，決定先進行口腔手術，再處理腎臟的問題。九十六年五月，開刀切除口腔的病灶，同年十一月切除腎臟。總共做了六次化療、三十五次電療，然而藥物帶來的副作用卻比我預期的強烈許多。最初入院時，告訴自己只要配合醫師，頂多三個月就可以出院，重新回到職場上繼續打拚，卻沒想到治療的強度超出我的想像。手術傷口的引流管，以及電化療的副作用非常劇烈，疼痛、噁心、嘔吐、喉嚨潰瘍等，都讓我極度不適。

為了避免傷口感染，我不能從口腔進食，只能仰賴鼻胃管補充流質營養，也因為這樣，體重急遽下降，且長時間感到疲憊。精神與身體皆受到了強烈的折磨，除了肉體的痛楚之外，心理狀況更為難受。

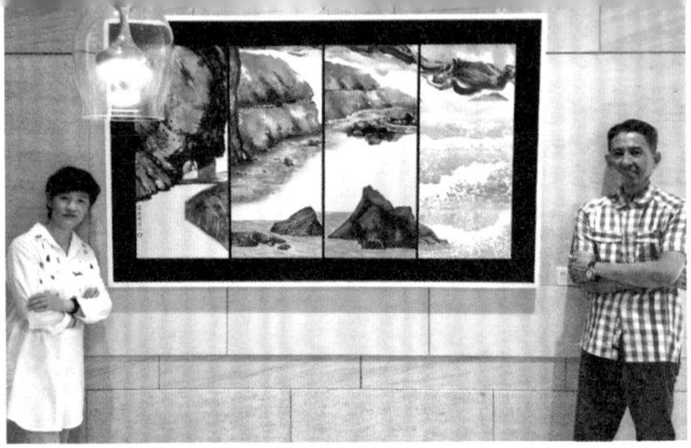

我知道自己應該振作起來，但仍不免感到徬徨無助，這樣的矛盾情緒，尤其是獨處時，更頻繁地縈繞在心頭。

親友的關心，得到繼續向前的勇氣

太太以及女兒的支持，是我度過多次手術、電療及化療的原動力。家人間緊密的牽絆，幫助我克服尖銳的手術刀、化學藥劑的侵蝕，以及在夜深人靜時，病痛對心靈與肉體的雙重折磨。

即使心中懷抱著堅定的目標，疾病仍然持續侵襲著我，諸多的疼痛與不適在治療過程中如影隨形。幸好，我有來自家人、朋友的關心，並從中克服治療的困境，得到繼續向前的勇氣；有些人生病時，只將身心全部陷入自己的痛苦之中，而忽略了周遭人釋出的善意，實在很可惜。

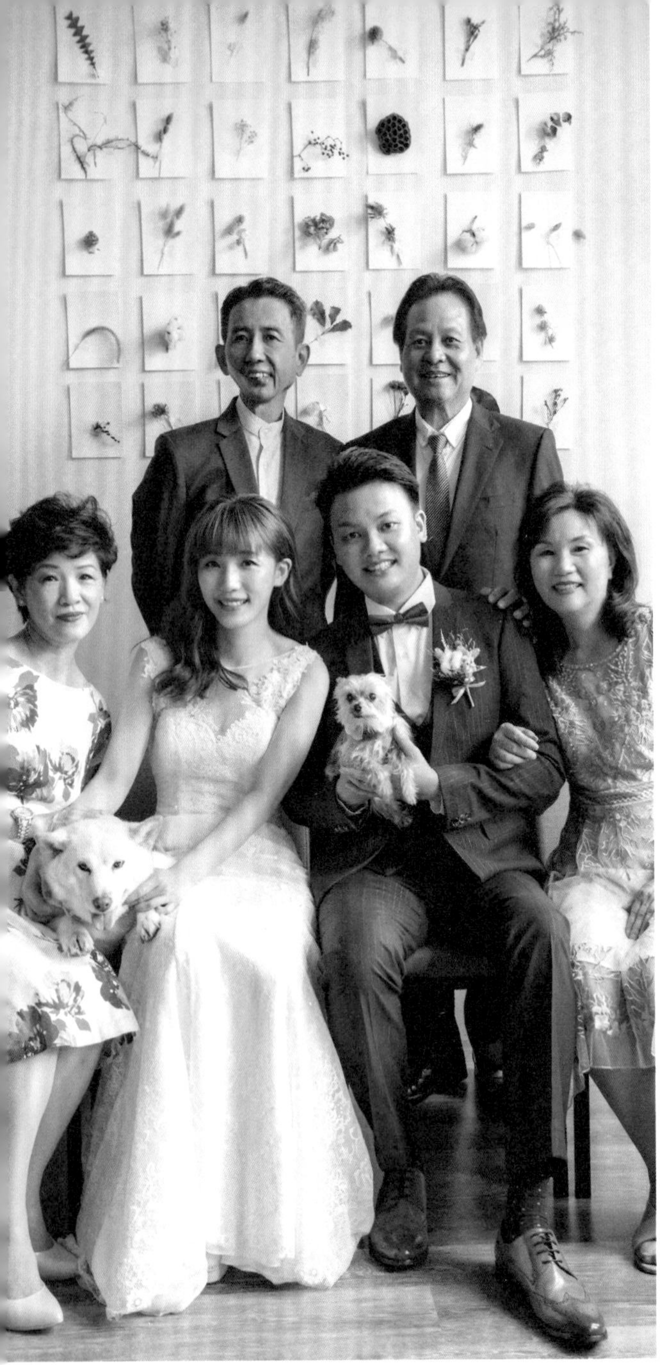

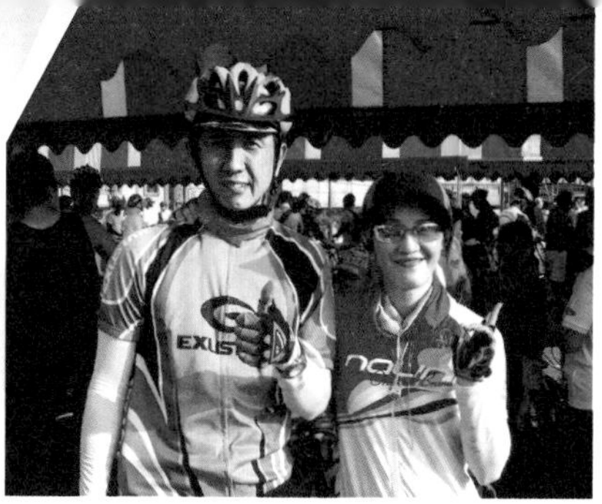

3 1 2

1、台大癌醫中心。癌症資訊中心受邀個人首展，展完後，將所有作品全數捐給「國立臺灣大學醫學院附設醫院中心」存藏。
2、我最愛的女兒出嫁，親家雙方合照。
3、與太太單車樂活，至今騎遍了台北，新北大大小小河川單車道。

「爸爸，我從來沒有看過您哭，也沒有看過您對我們發過脾氣欸！」有天，女兒突然說。

我從來就不認為自己是個病人，周邊的親友得禮讓我、優待我，反而我的性格變得更加沉穩、體貼，更願意傾聽別人的聲音。

我依然還是我，往昔因為忙於工作而隱藏自己熱情、好客、樂於分享的特質，隨著現階段生活步調的改變而更加開朗。

用藝術撫慰受傷的心

「我用醫療幫助病人解除身上的疼痛，你用藝術撫慰大眾的心。」主治醫師曾對我這麼說。

美術科系出身，卻放棄創作，在社會上闖蕩多年，在罹癌後沉澱自己，重拾畫筆，再次回歸藝術創作的懷抱，以藝術家的身份再次活躍於人生的舞台！

自從生病以後，才有機會欣賞身邊的景色。為了轉移治療的不適，我開始作畫，又因取材的需要，更能細緻地體察台灣的壯麗景致，並設法使用嶄新的媒材與技法，呈現台灣之美。

十多年來，應邀至各地展出，獲得的掌聲與讚美無數，但舞台下的我所付出的心力，除了親愛的家人外，無法跟外人訴說。因為手術疼痛及藥物副作用，長時間感到疲倦與虛弱，體力只足夠支撐每天一至兩小時的創作，所以每幅作品常常需經歷一個月，甚至更久才能完成。

在身體最不舒服的時候，我仍然持續作畫，只希望這些作品能為我的生命留下燦爛的紀錄。

用愛殺死癌細胞的勇士

鄭程日

生殖細胞癌
診斷時間：104 年 8 月

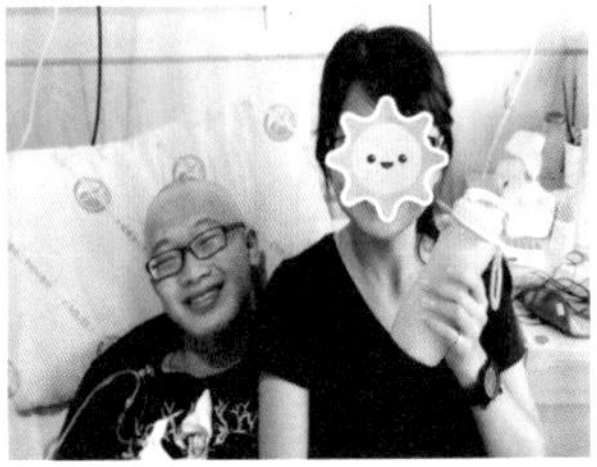
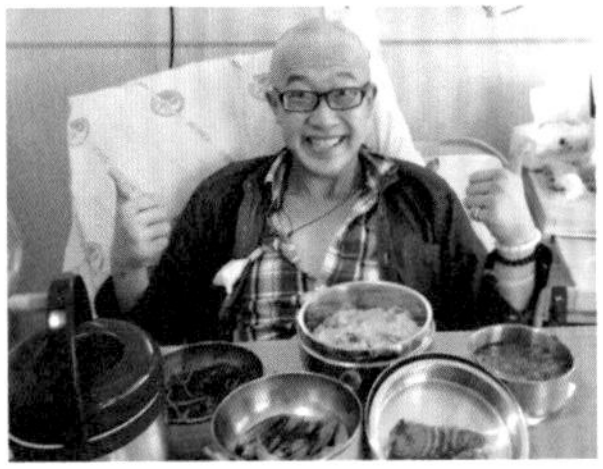
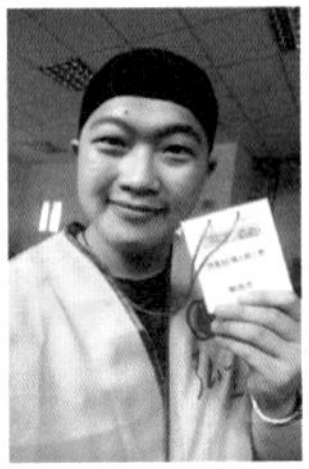

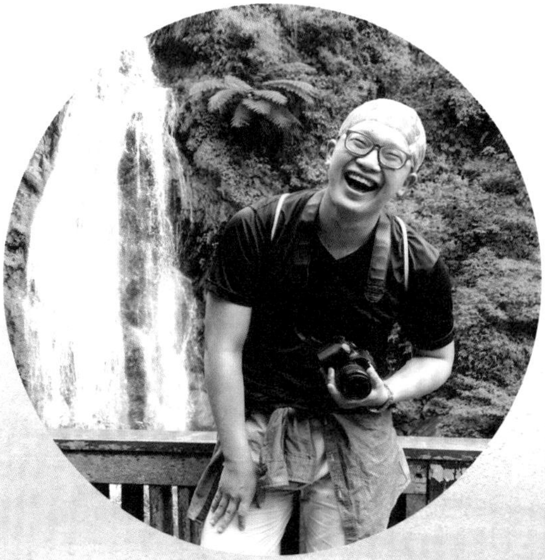

09

人生就像茶葉蛋，
有些裂縫，才能入味。

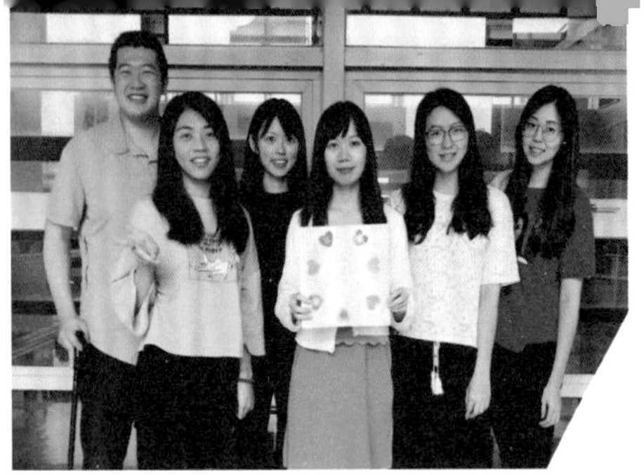

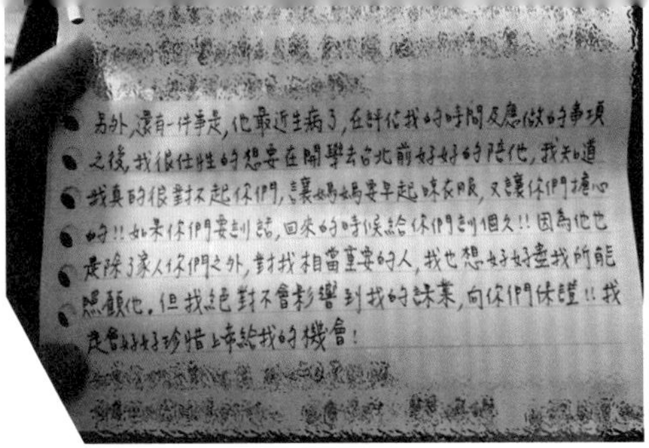
另外，還有一件事是，他最近生病了，在評估我的時間及應做的事項
之後，我很任性的想要在開學去台北前好好的陪他，我知道
我真的很對不起你們，讓媽媽要早起曬衣服，又讓你們擔心
好!!如果你們要訓話，回來的時候給你們訓個夠!! 因為他也
是除了家人你們之外，對我相當重要的人，我也想好好盡我所能
照顧他，但我絕對不會影響到我的課業，向你們保證!! 我
是會好好珍惜上帝給我的機會!

曾經以為，只要保持努力積極向上的態度，就能在我的世界中成為一名強者。

我預期到接下來會面臨許多挑戰，例如身兼數職的我在學術研究、系學會、球隊三者如何兼顧？

直到二〇一四年八月六日，我才發現最大的挑戰，是自己的身體。

其實，我不勇敢

在一次定期的實驗室會議結束後，胸悶的不適感強勢來襲，甚至需要很用力才能呼吸，於是驚覺事態嚴重。匆忙地趕到中國醫藥大學附設醫院急診，進行超音波及電腦斷層檢查，想要解決呼吸不順的問題。

「我們發現有一顆一．八立方公分的腫瘤，壓在你的心臟左上側。」當下心裡有很多疑問，更覺得莫名其妙，既不菸不酒，又熱愛運動，為什麼身體會出現這樣的狀況？

「那我還能活多久？」哽咽地向醫師詢問。

「建議後續還需要住院觀察，再詳細的檢查後，才能掌握實際的情況。」醫師的答覆既客觀又保守。

對比這幾日等待報告的折磨，病理報告結果上的關鍵字：「生殖細胞癌、轉移、第三期」，竟有了鬆口氣的感覺。

「你的狀況比較特別，在睪丸及生殖部位都沒有發現異狀，腫瘤卻直接轉移到縱膈腔心臟處，不過我已經擬好治療方案了，我們一起加油！」醫師說。

3 | 2 1

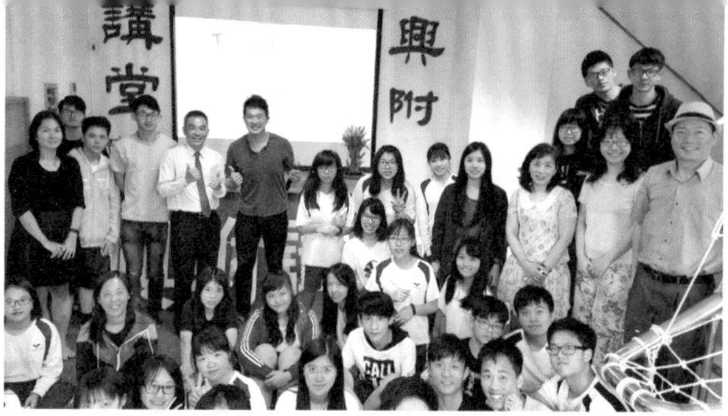

1、女友的書信。
2、此時為接受右腳人工髖骨頭置換手術，以及左腳髖骨頭核心減壓手術，為確保復健順利，手拄拐杖減輕腿部壓力約一年時間。
3、「用愛殺死癌細胞」演講，鼓勵同學倘若遇到困難時，可以抱持正向態度面對挑戰。

生殖細胞癌，好發在二十至四十歲的青壯年，慶幸的是沒有在身體其他地方發現腫瘤，與醫師討論好治療方法後，先執行化學治療，並視情況切除腫瘤。

走出診療室，我才意識到自己成了貨真價實的「重大傷病、癌症患者」。

「我才二十歲啊，為什麼是我呢？」推著點滴車，坐在星巴克的角落，盯著窗外人來人往的過客，臉上都是淚水。

除了難以置信，也有著不甘心，精彩的大學生活正要開始，身為系學會會長、校男籃的一員，原本擁有的一切，全都因為癌症而失去。

不明白為什麼要給我一個這麼沉重、困難的課題？為什麼要在我想做好很多事情的時候，要我放下，叫我休息呢？這才驚覺其實我也沒那麼勇敢。

「生殖細胞癌的致死率不高，只是好發年齡較低。我們害怕只是因為不了解，癌症其實沒那麼可怕，我們一起克服面對。」消沉了幾天，收拾起負面情緒，著手查閱相關文獻，安慰家人，同時也鼓勵著自己。

開心手術，成爲「鄭」常人

為期四個多月的化療期間，看見了病房生態裡的悲歡離合。有人順利度過最後一次療程，康復離開，也有患者最終熬不過病魔的摧殘，離開了這個世界；我也看見更多家屬為了照顧患者，進而影響到生活品質，面容逐漸憔悴。

為了不再讓自己所愛的人擔心，那就好好按照醫師的囑咐，盡量維持食慾、適量走動，也維持良好的生活作息。很快地，確診罹癌後

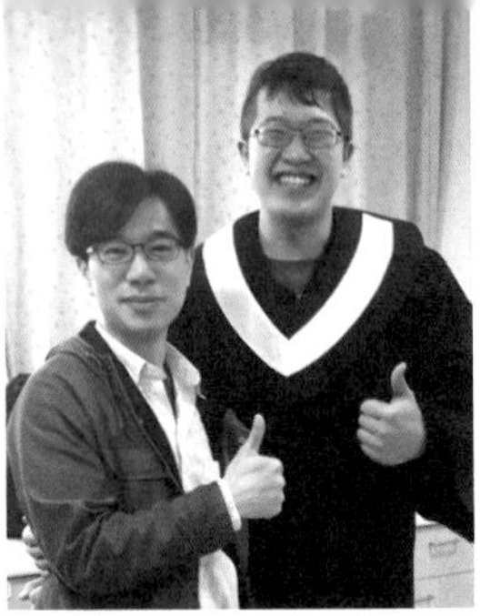

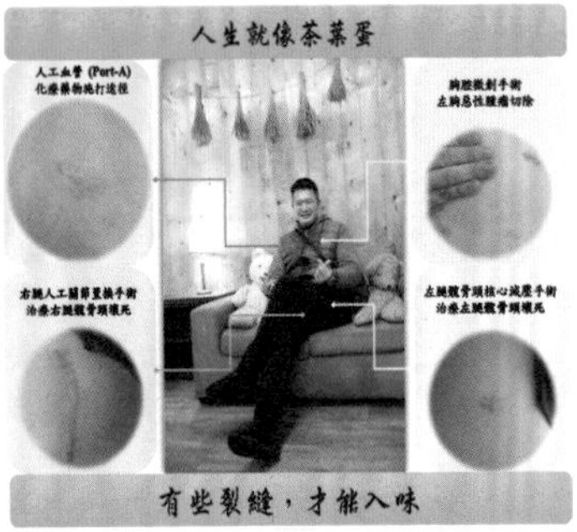

4 3 | 2 1
5

1、人生就像茶葉蛋。
2、與林醫師合照。
3、4、5、抗癌復健之旅。

的四個月，在醫師的評估之下，腫瘤達到可以手術切除的階段，我稱這次的手術為「開心手術」。

記得有一次手術結束，媽媽幫我處理穢物，我們母子倆演起了「維大力、義大利」的劇本，媽媽還問我：「哩咩喝看麥某？」

平常我們都會互相開玩笑，讓我從來不覺得照顧生病的我是他們沉重的負擔，也從來沒有抱著我痛哭，或是在我面前流露出傷心的神情，這些貼心的舉動，讓我在抗癌的路上，可以走得更加踏實。

當不成強者，也要笑得像勇者

起初一切相當順利，在摘除人工血管之後，我努力進行健身、慢跑、肌力重建，目的就是為了重返球隊。沒想到一陣子過後，癌症的後遺症找上門了……。

雙腿髖部逐漸出現不適，原先以為只是運動太過激烈，造成髖部拉傷，經過確診為雙腿髖骨頭壞死。

「為什麼又是我？」心情很無奈，我努力地對抗癌症，好不容易回到以前的生活，老天爺卻又對我開了個玩笑？

然而，事情都發生了，也只能無可奈何地接受。在一〇七年的寒暑假，分別接受右腳人工髖骨置換手術，以及左腳髖骨核心減壓手術。一開始復健時，拄著拐杖行動，有著諸多的不便。來到最常練球的球場，看著場上球友打球的身影，意識到自己再也不可能像從前一樣打球了，我真的徹徹底底崩潰了……。

最初很不習慣使用拐杖，後來試著學習和它相處。轉換了心情之後，還會以自嘲的方式，面對異樣的眼光。

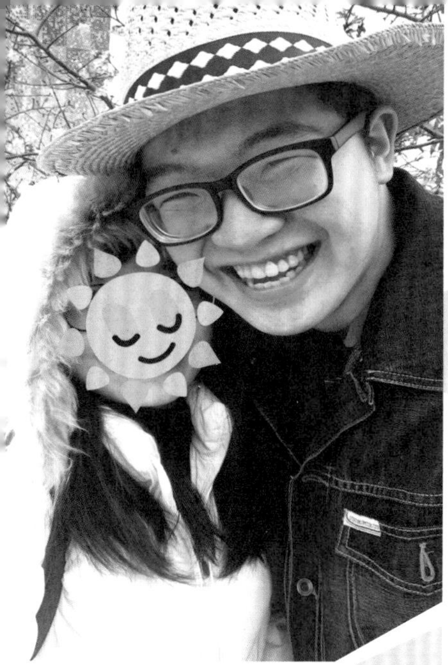

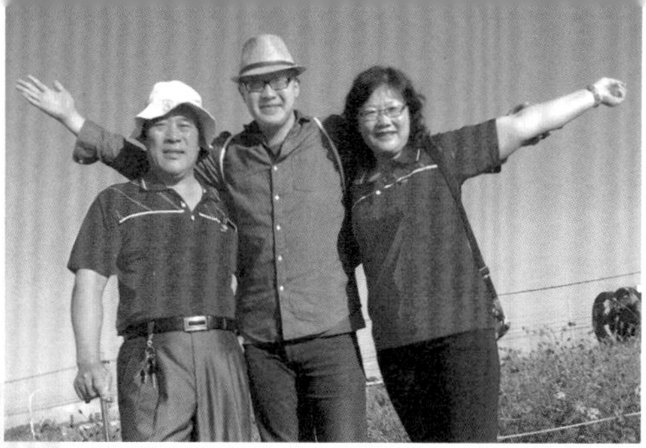

在這趟抗癌之旅中，我為了變得更強，把自己逼迫得很緊，從雙腳的復健、補齊食品與營養相關學分，到考取相關證照與研究所，我拄著拐杖四處征戰，為的就是把罹癌遺失的這一年彌補起來，其中遇見的挫折卻讓我心灰意冷。

「程日，其實沒有人逼著你成長，隨著自己的步調走，累的話還是要休息喔！」

女朋友將我的逞強看在眼裡，寫了一張紙條給我。簡簡單單的幾個字，又把我從谷底裡拉了回來。最終成功考取陽明食安所、經濟部核發之食品品保工程師，以及保健食品工程師的證照。

如果沒有女朋友的鼓勵，絕對沒有現在的我。

從罹癌到雙腿髖骨壞死、從中國醫風管系到陽明食安所，我的每一步踏著信念，左腳理想右腳抱負，亦步亦趨向前著，我盼的是成名在望。

理想很豐滿，但現實很骨感，處處都會有意想不到的狀況發生，命運毫不留情地打擊著你，但我知道，千萬不要退縮、害怕，或許我終將不能成為強者，但至少也要笑得像名勇者。

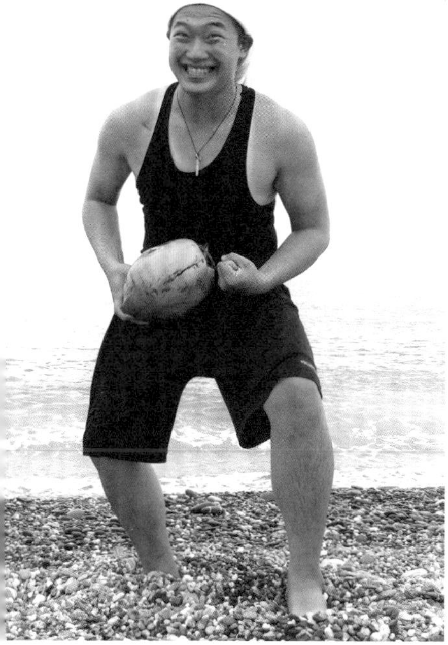

浴火重生的人民守護者

蘇坤煌

胃癌
診斷時間：101 年 11 月

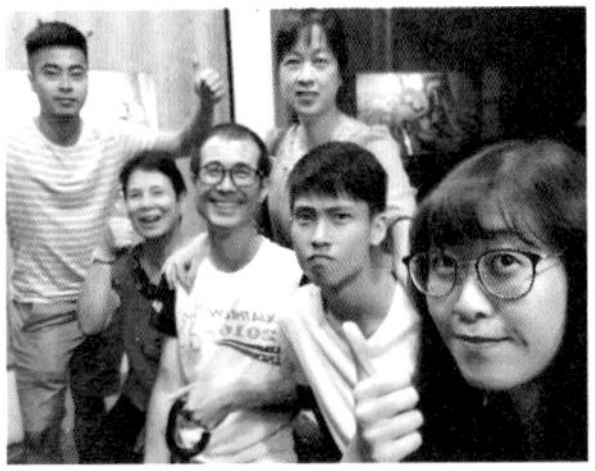
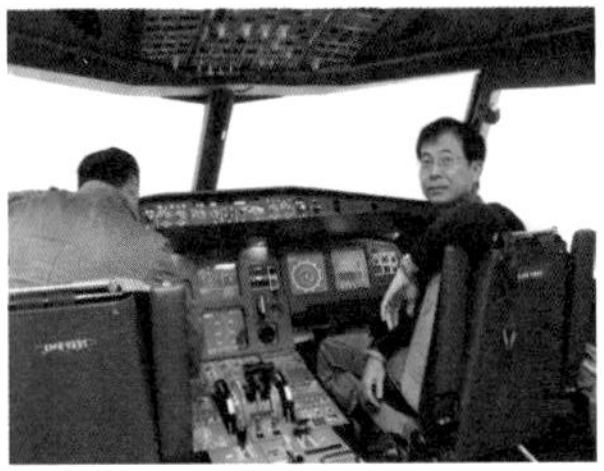
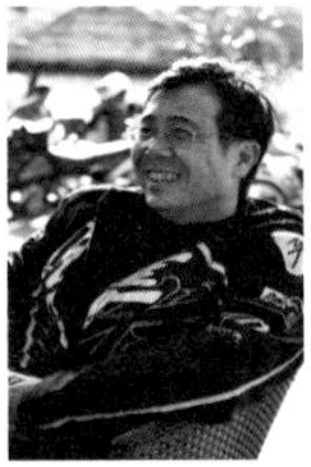

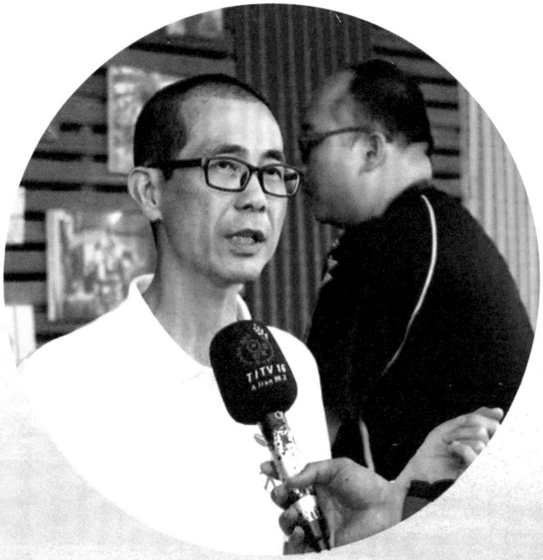

10

面對無常，學會放下，
喜樂良善是唯一。

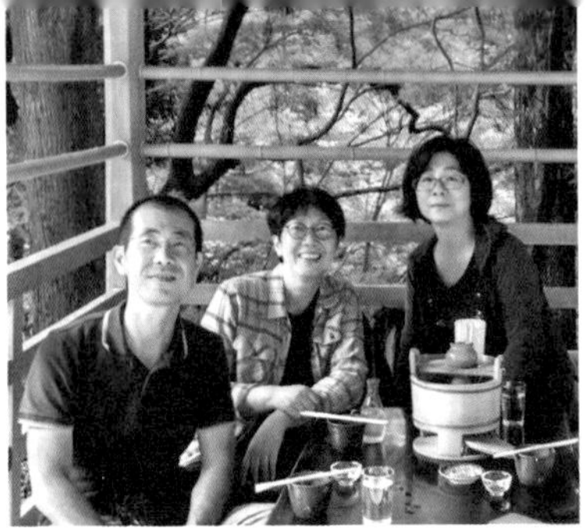

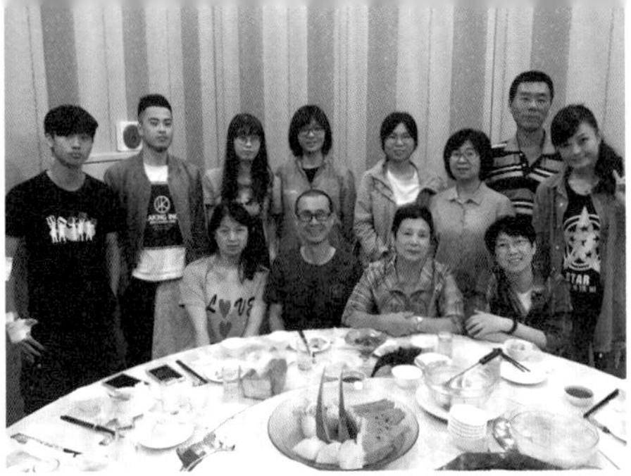

「檢查結果是壞東西。」醫師面無表情地看著我。

「那就吃藥殺死它啊！」我隨口應了。這輩子因為生病或意外到醫院就診的次數難以計數，但從沒有想過「癌」會發生在我身上。

「你得的是胃癌，必須切除。」當下我愣住了，診間內的空氣剎時凝結，腦中一片空白，我被命運重重地轟了一擊，連晴天霹靂都無法形容當下的心情。

「我幫你約了外科醫師，這個要盡快醫治才好。」我默默不語，失魂落魄地步出醫院。

菸酒檳榔成家常便飯，造就胃癌主因！

回到家搜尋「胃癌」的資料，才慢慢回過神，一面看著電腦上的說明，一面心慌意亂，最後眼淚終於掉了下來。

我到底是造了什麼孽？當了二十多年的人民保母，破獲了多少案子、抓捕了多少作奸犯科的歹徒、幫助了無數的人，也才剛升上主管職位，正要全力衝刺時，竟將我宣判死刑？

事實上，在確診前完全沒有疼痛的感覺，因為工作緣故，菸酒檳榔算是家常便飯，熬夜是必備良方，日夜顛倒更是習以為常。即便胃悶打嗝的情形已經很久了，但從不以為意。偶爾也會有血便的情形，因大部分是近鮮紅色，便認為是內痔所導致。

現在想來，這一切都在提醒著我，胃部已經出現狀況了，而我卻選擇忽視它，才鑄成現在的癌症。

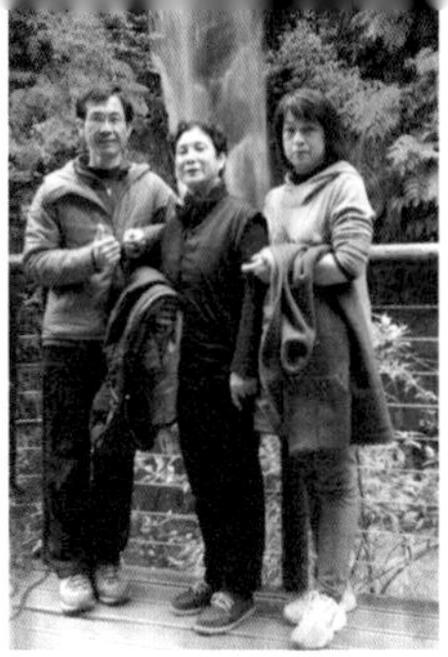

3 | 2 1　1、2、3、家人聚餐。

不用擔心，放心交給我們

在醫院做完斷層掃描後，初步確定腫瘤在胃的下半部，大約三公分，需要盡快做胃局部切除手術。我卻不願意接受這個事實，一直認為這只是一場夢魘，醒過來之後，一切還是原樣。

「我們再找另一間檢查看看吧！」在妻子的建議下，決定到和信醫院進行檢查，經過胃鏡及其他的檢查後，仍然確診為胃癌。到了此刻，我已經完全死心，也不能再逃避了。

「醫生，可以用腹腔鏡手術嗎？」我認為這種手術比較不會痛。

「因為斷層掃描看不出是否有擴散情形，因此需進行手術剖開之後才看得到。」聽完之後，心都涼了，怎麼癌症這麼難處理呢？如今，木已成舟，即便我很恐懼，也莫可奈何地接受醫師的治療建議。

儘管努力保持冷靜，不想讓一旁的妻子跟著擔心，仍被個管師發覺我的恐懼，於是通知社工師前來關心我的情況。

主治醫師也在手術前走到我身邊，跟我說：「手術後，記得要做深呼吸、多運動，剩下的不用擔心，只要放心交給我們處理就好！」這句話讓我的心情緩和許多，也是熬過初期病痛時重要的一句話。

這樣的人生，活著還有什麼意義？

隔天一早就要被推進手術房，我害怕打了麻藥之後，就會與世隔絕。躺在病床上，看著站在窗邊的妻子，心中的恐懼已經到達最高點，不敢閉上眼睛、不敢睡覺，我怕這是最後一刻的知覺……。

哭泣，成了宣洩情緒的唯一管道，護理師擔心我不睡覺，明天會沒有體力撐過手術，就幫我打了鎮定劑。儘管心中還是不想睡覺，意

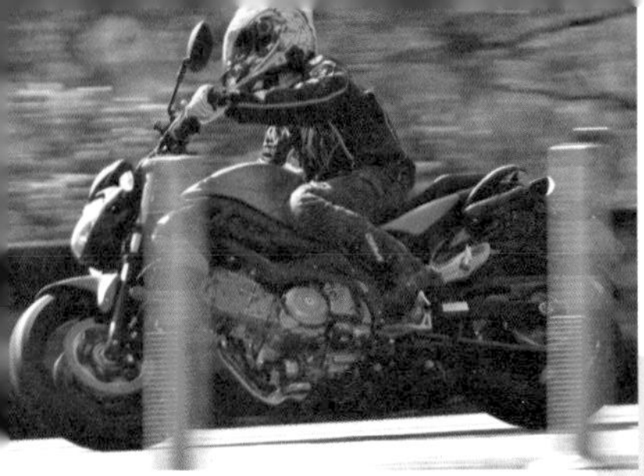

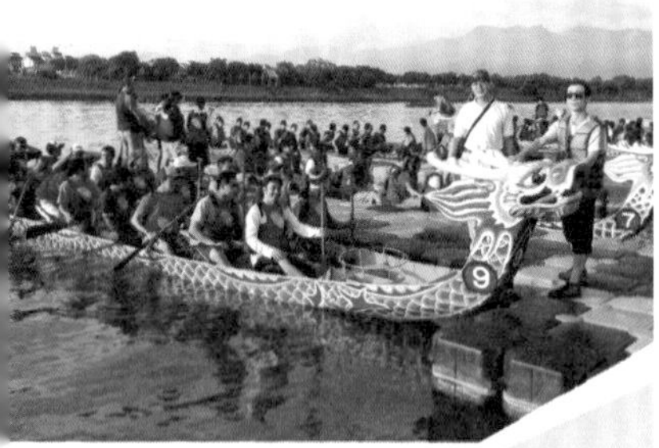

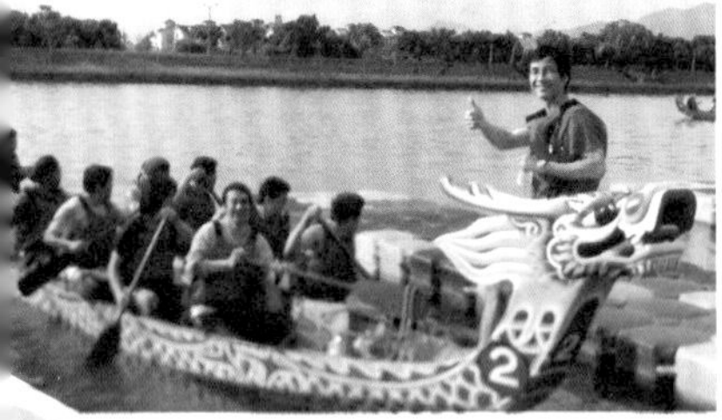

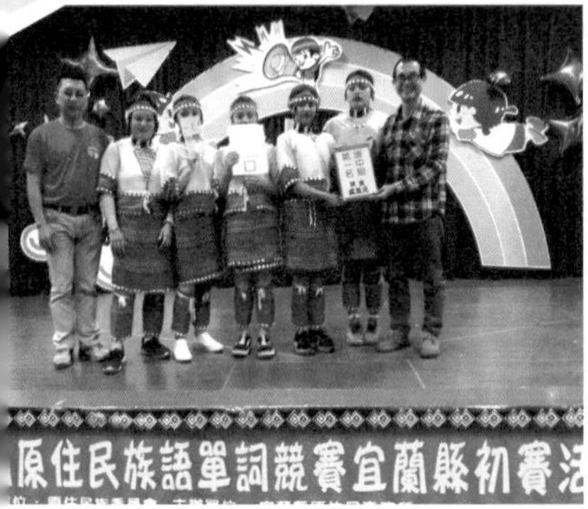

識卻漸漸模糊，終究陷入了夢境之中。

經過十二小時的手術，再次甦醒過來，身上多了四根管子。麻藥退掉，痛覺開始佔據我的感官，卻又動彈不得，心中滿是無奈。雖然手術看似成功了，我又重新回到這個世上，但又能活多久呢？

手術後的疼痛、無法進食，與插著尿管卻尿不出來的痛楚，讓我幾近抓狂。自從出院後，近一年的時間每天都為了飲食所苦，由於做了全胃切除與腸道重建手術，只能少量多餐，而「傾食症候群」曾經讓我失去走下去的勇氣，每一次的餐後，都會莫名其妙地心跳加速、眩暈、盜汗、腹部絞痛、腹脹、腹瀉、焦慮、顫抖等，這些情形不斷地重複發生，讓我感到極度厭煩，也開始畏懼進食。

「這樣的人生，活著還有什麼意義？難道要這樣一輩子嗎？」那段時間，不管是心理，抑或是生理都承受著極大的壓力。

「家中還有中風、長期洗腎的爸爸、三個子女年紀還小，若我就這樣放開手，妻子一個人怎麼撐得下去？他們以後又能靠誰？」儘管被病痛折磨得生不如死，想到我是家中的唯一經濟支柱，若我撐不下去，家人又該怎麼辦？

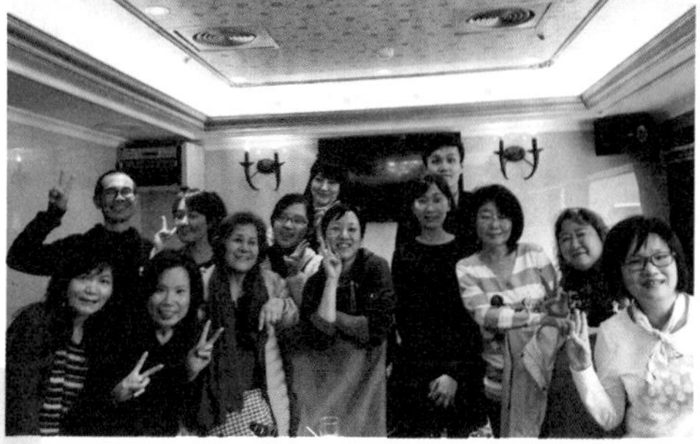

1、騎車。
2、3、訓練龍舟選手。
4、原住民族語競賽頒獎。
5、胃癌癌友相見歡。

「人的生命很堅韌，這種不適會隨著時間過去，身體就會慢慢適應。」後來打起精神，每當回診的時候，便積極將遇到的情形告訴醫師，他以這句話鼓勵我。

罹癌，讓我學會了珍惜

一直以來，我深信著警察是人民的土地公，也秉持著為民服務的精神在工作。

警察的工作，讓我無法擁有正常的家庭生活，在我轉任文職單位之後，又因自己熱衷於應酬，也未曾把握時間與家人相處，昔日因為警察工作之不可抗力因素所導致，而今有著大把時間，卻未曾把握機會，不懂得珍惜。

就在突然罹癌後，才有所領悟，懂得去珍惜時間，珍惜在背後一直支撐我的最大力量——家庭！

一路走來，妻子是個拙於表達言辭的女性，平時也不常說激勵的言語，只會默默地守在身邊，忍受著我因身體不適的無理取鬧。

罹癌是我不可免去的苦，讓我體會到人生應及時行樂的真諦；讓我停下不斷往前衝的腳步，回過頭來看看他們。

這輩子很短，短到無法預測下一刻。

無常本就是人生，人生沒有恆常與永遠，懂得珍惜當下，就如浴火鳳凰般重生！

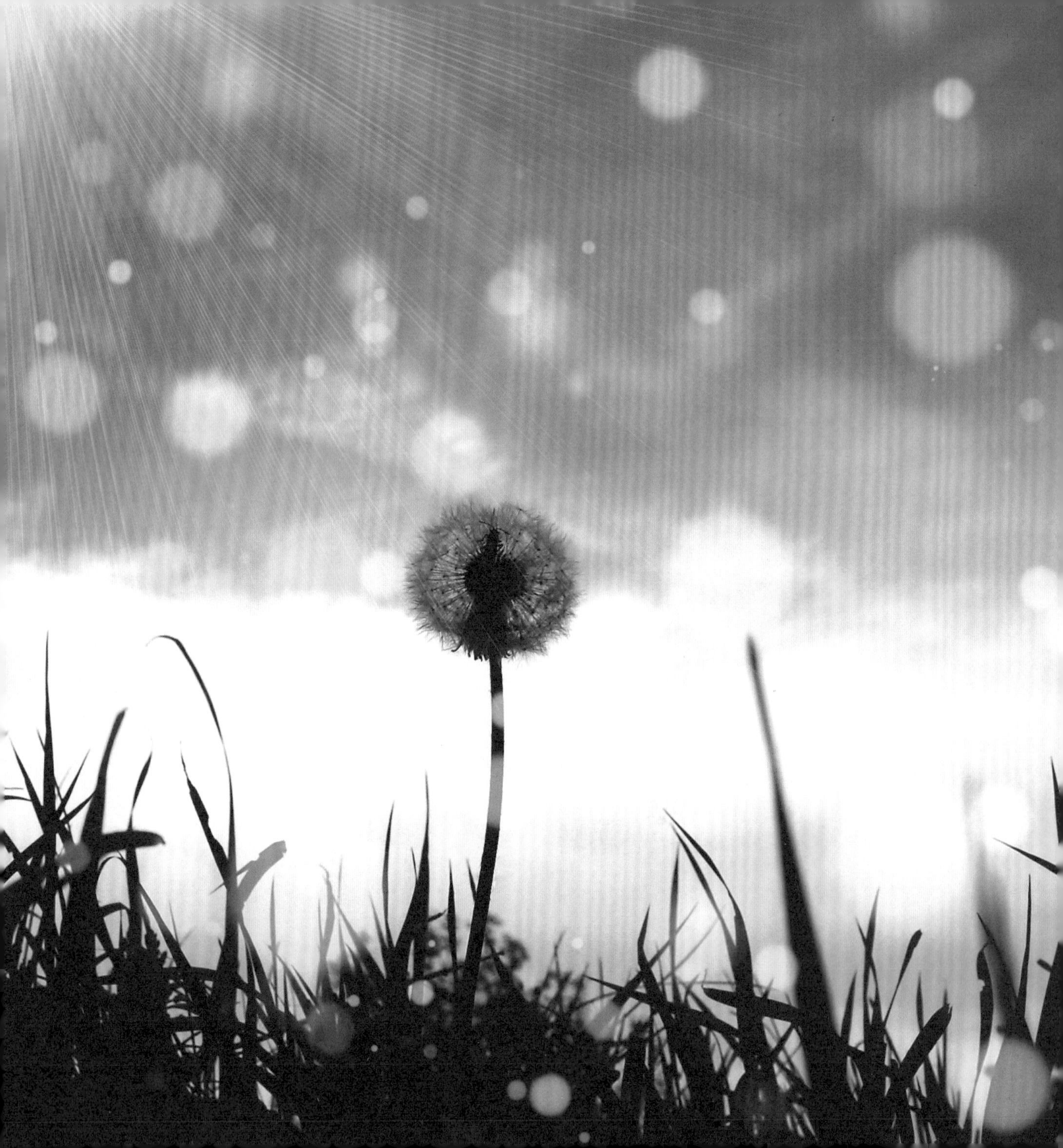

〔專家篇〕

即使年輕，健康也不能是最後順序

為何愈來愈多人年紀輕輕就罹癌？現代社會的步調較以往快許多、工作難以跟生活切割，若未能有效紓壓，罹癌的機率自然容易增加。

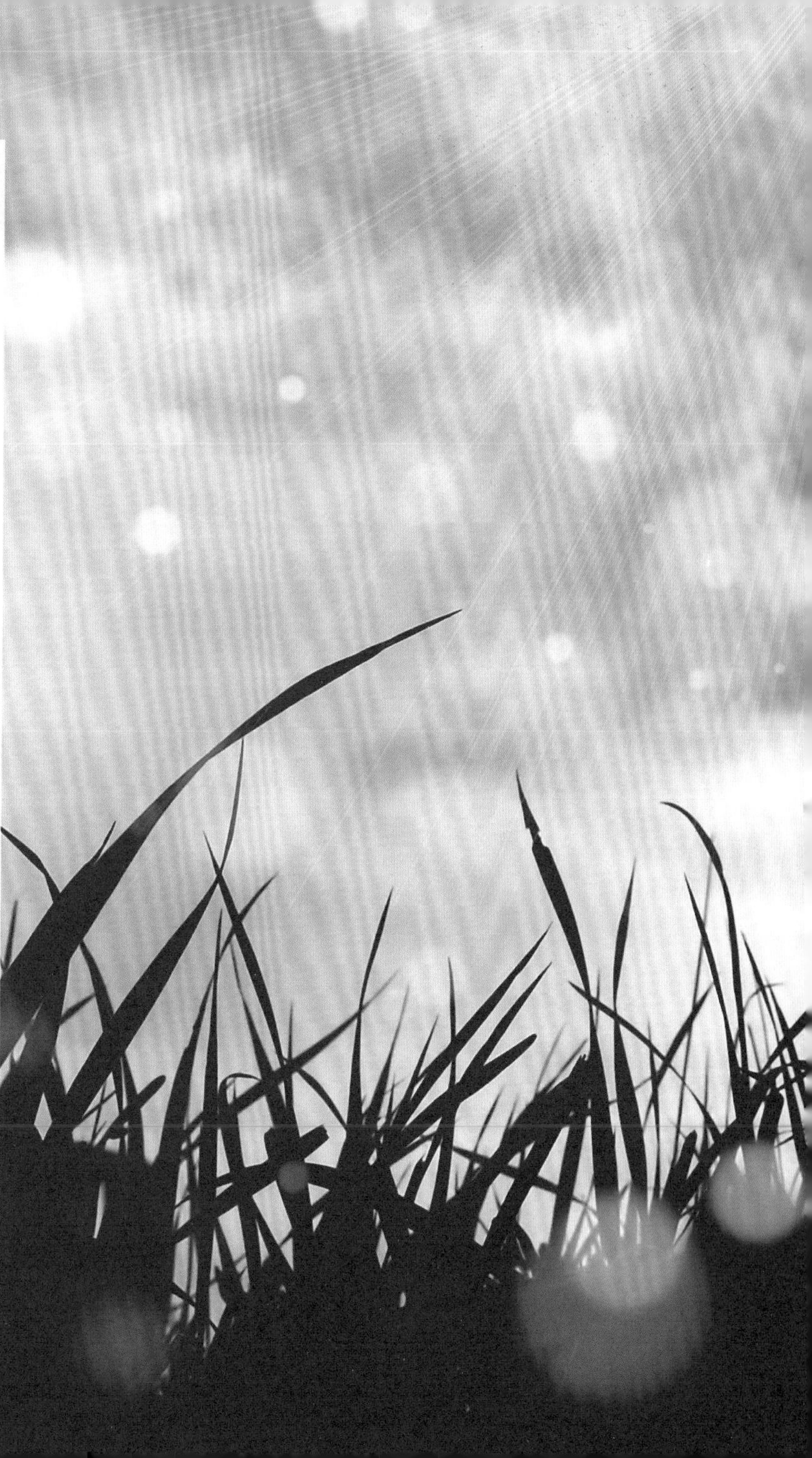

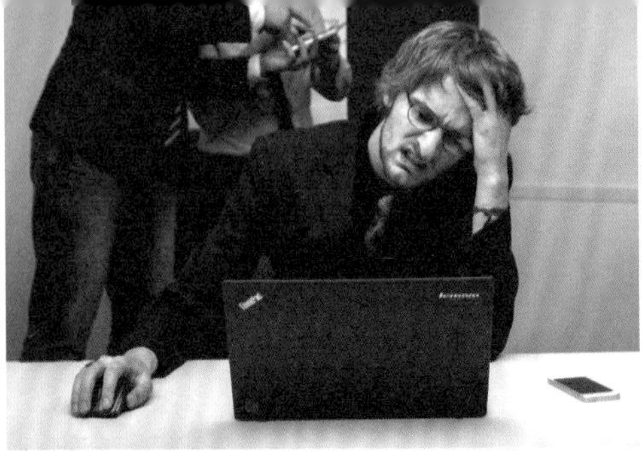

前言

罹癌不再是老年人的專利，年輕人準備好應對了嗎？

專家諮詢／臺北醫學大學講座教授暨前校長　閻雲
文字整理／李佳欣

國外研究發現，比起高齡者，年輕癌友診斷出罹癌的時間通常較晚。原因在於異常症狀發生時，醫師跟患者通常都不會先朝癌症方向思考。像是大腸癌較會優先想到痔瘡；胃癌被視為胃發炎等。過去美國與加拿大的研究也發現，年輕癌友，尤其是青少年，被確診為癌症的時間是其他年齡層的兩倍。

長久以來，高齡一直被認為是致癌主因。隨年齡增長，人體細胞基因突變機率增加、細胞自我修補能力衰退，再加上環境中各種致癌物長期累積，讓癌細胞有機可乘。

近十年來，醫界對癌症有了新發現：愈來愈多四十五至五十五歲的癌友確診罹癌。在北歐，確診罹患甲狀腺癌的年輕癌友明顯增加，在亞洲則是年輕女性罹患肺癌的比例顯著成長。

全球癌症資料統計顯示，一〇一年癌症新增病例中，百分之十三．三的人小於四十五歲。在美國，正值生育年齡罹癌的女性以百分之一的年增率快速成長。

台灣也不例外。國民健康署癌症登記報告指出，一〇一年初次診斷為癌症的九萬多人當中，超過一成年齡小於四十五歲，即每八名新診斷癌友，就有一名處於四十五歲以下的育齡階段。若再將第〇期原位癌也算進去，則將近每六人就有一人為中壯年。

由此可見，癌症已不再是老年人的專利。

生活型態改變，罹癌因子愈來愈多

為何愈來愈多人年輕就罹癌？研究指出，癌症的發生只有一至三成來自患者本身的基因，其他七至九成，還是跟環境中各種致癌物的暴露，與易促癌的生活習慣有關。

以肥胖為例，過度肥胖會改變荷爾蒙分泌，促使發炎因子生成，進而增加細胞變異的機會。包括乳腺癌、卵巢癌、子宮內膜癌、攝護腺癌等，都與肥胖體質高度相關。台灣飲食西化，兒童、青少年肥胖比例逐年攀升，平均每四人就有一人BMI超標。體內堆積過多脂肪，長年累月傷害細胞，很可能在中壯年時期就罹癌。

此外，生活型態的改變，如壓力、晚婚，也是促使癌症提前發生、發生率提高的可能原因。許多研究發現，長期高壓、焦慮會使免疫機制中負責抗癌的T細胞鈍化，讓癌細胞有機可乘。現代社會生活步調快，下班時間還要處理公務，工作壓力難以紓解，罹癌機率自然增加。至於女性晚婚、生育年齡延後、生得少，則與乳癌、卵巢癌等增加有高度相關性。

還有一個過去較少被提及的就是環境公害，尤其是塑化劑與PM 2.5。相較高齡者，年輕人從事戶外活動的時間長，接觸汽機車廢氣、使用塑膠餐具的機會高，也可能導致年輕人罹癌。只不過，要確認環境公害與致癌的關聯性難度高，研究者不易掌握這些致癌物質作用在個人的實際曝露量，需要跨世代、跨區域的大數據分析。這是全球在癌症預防上的一大挑戰。

年輕罹癌治療，須考量癌後生活

比起高齡癌友，年輕癌友的預後是否較好，目前尚未定論。有些研究觀察到，年輕癌友腫瘤惡性程度相對高且容易擴散，但也有研究結果提出了反駁。在癌症免疫治療上則發現，年輕癌友的治療反應率較高，存活期較長。

目前針對年輕癌友的癌症治療準則，基本上與高齡者相同，但年輕癌友的預後生活需求可能與高齡癌友不同。年輕癌友日後可能重回職場或生育，對社交、身體形象的需求高，醫療團隊須在治療的流程、作法與術後復健上，做出相應調整。

例如化療後的掉髮，是許多患者對化療望之卻步的原因。對年輕癌友來說，掉髮對自我形象的衝擊感往往更高。如今美國有些醫療團隊會讓患者配戴「冰帽」（又稱冷凍帽），透過低溫降低毛囊活性，減少化療藥物對毛囊細胞的攻擊，進而改善掉髮的情況。

過去針對甲狀腺癌的高齡癌友，多直接從頸部做手術，現在針對年輕癌友，則改採微創手術，從腋下進入施作。針對乳癌年輕癌友，乳房外科醫師與整形外科醫師會診，擬定最適切的手術方式，盡可能不影響日後乳房重建。

針對仍處於育齡期的患者，具有經驗的醫療團隊在治療前已注意到，並提醒患者思考未來的生育規劃，手術上盡可能保護攝護腺、卵巢、子宮，並轉介生殖醫學科，進行冷凍精卵或胚胎等生育保存方案。本次抗癌鬥士特

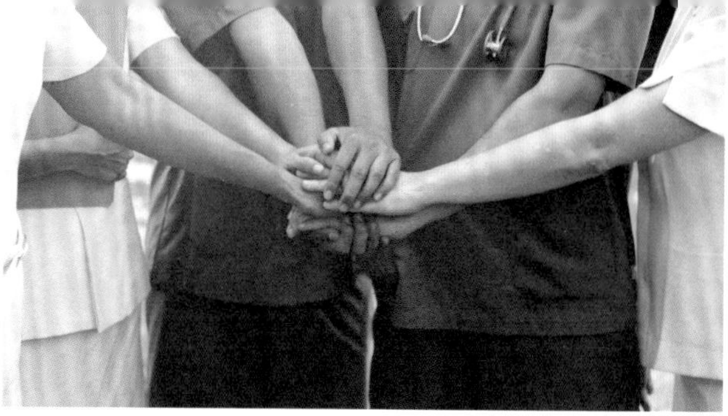

別規劃了專章（參見PART 3「談生育：育齡癌友好孕難不難？」）做相關介紹。

此外，大腸癌患者術後因肛門括約肌鬆弛，難忍便意，得經常跑廁所。若患者從事需隨時接待顧客的工作，將備感困擾。因此，醫療團隊於術後會特別叮嚀患者加強提肛訓練，採取低渣飲食。

當然，改善的情況有一定限度，患者也可能會面臨與雇主討論工作調整的難題。本書PART 4「兩關鍵，重返職場不再遙不可及」則提供癌友在心態、權益上的參考。

避免年輕罹癌，運動效益最大

國外有研究指出，年輕癌友出現異常症狀時，醫師跟患者通常都不會先朝癌症方向思考，導致確診罹癌的時間相較高齡者來得晚。例如，大腸癌年輕癌友的症狀常被當成是痔瘡；胃癌年輕癌友的症狀易被視為一般胃炎。過去美國與加拿大研究發現，年輕癌友，尤其是青少年，確診癌症所需的時間是其他年齡層的兩倍。

所幸，在台灣大部分檢查及治療有健保給付，民眾有病痛時會積極檢查治療，延遲診斷的情況在國內較為少見。然而，民眾也應對自身健康負起責任，定期接受癌症篩檢，養成良好生活習慣。

當罹癌的年輕人愈來愈多，很多人可能會問，是否要因此增加健檢頻率或做一些高階檢查？其實尚不需如此。不如把這些金錢或時間花在運動健身上，可能更有效益。

已有研究證實，運動有助活化人體T細胞，減少脂肪累積。雖然這並不保證經常運動的人不會罹患癌症，但換個角度想，如果沒有運動作為保護，癌症可能更早上身。

罹癌之後持續運動，也有助於降低癌症復發。有研究者針對數百名乳腺癌第二期，且接受同樣治療的病患進行試驗，讓其中一組患者進行規律運動，另一組不加以介入。結果發現，規律運動組癌症復發比例明顯低於另一組。

抗癌並非都得仰賴高科技醫療以及昂貴花費。少吃高脂高糖，多攝取蔬菜水果，少用塑膠製品，這些雖然都是老生常談，但只要每天用心做到，人人皆可累積足夠健康資本，遠離癌症威脅。

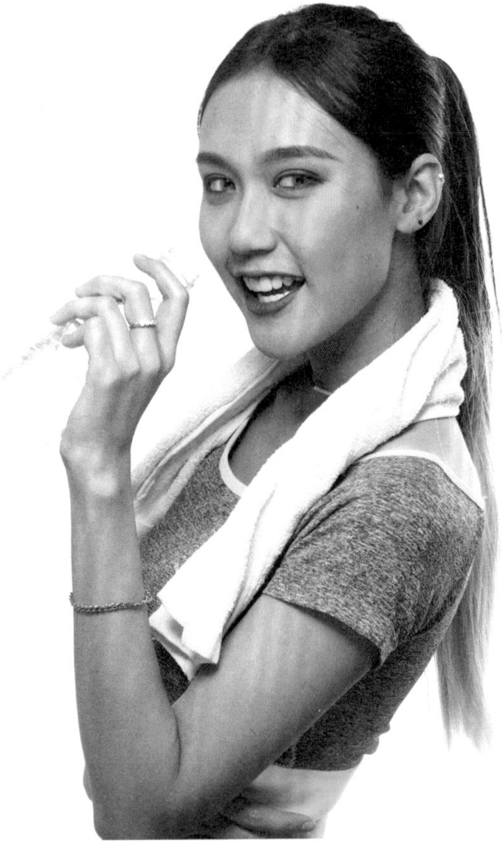

PART I

不再獨自承受，家人永遠伴你身旁

專家諮詢／財團法人台灣癌症基金會諮商心理師　史莊敬
文字整理／趙敏

罹癌從來都不是癌友個人的事，而是一整個家庭的事。罹癌是一場風暴，攪亂生病的人，也折磨身旁的家人。

找到溝通方法，不被焦慮綁架

一位女性癌友，五年前確診罹癌，經手術和相關治療後，內分泌受到影響，體力明顯降低。在罹癌一年後，她的孩子又因意外喪生。當時，她還在接受癌症治療，自認那段時間較少陪伴孩子，對此一直深感愧疚與悲傷。

她的罹癌和小孩的意外，對家人是很大的衝擊，家人因此變得焦慮，想控制她、擔心她太累、經常建議她該做什麼促進健康。雖是出自關心與愛，怕再失去一位家人，但這位癌友面臨雙重打擊，又覺得家人在指責和掌控她，讓她感到憤怒和情緒低落。

這位癌友還提到自己很孤獨，不易找到適合的人談話，無法談失去孩子的痛苦、罹癌的心境，也不知當初為孩子做的決定是否正確、不確定是否要繼續努力改善和家人的關係。她對人生充滿了懷疑。

這些焦慮也反映在行動和表現上，她時不時會跟家人爭吵，也嘗試藉由旅行、寫作抒發心情，目前還在緩慢調適中。

這些情況你或許似曾相識，確實，直到我們離開這個世界之前，擔心失去或害怕死亡的想法不會停止。但這並不代表我們一定要過得很辛苦或操控別人的生活，而是在察覺、認知後，用好的方法溝通，不被焦慮綁架，生活品質也會改善。

癌友因治療副作用、體力衰退，伴隨愧疚、焦慮和憂鬱等情緒，容易發洩怒氣在家庭成員身上。家人也可能因長期照顧癌友，精神、體力和生活層面皆受到影響，心裡的苦悶無處宣洩。

愈是在乎的人，愈容易說出傷害的話

情緒是與生俱來的本能，隨著生理的成熟，情緒的種類會慢慢增加，一輩子與人相伴。在特別的時刻，某些情緒會成為主角，某些情緒則扮演配角，例如生日宴會時，有輕鬆愉快的感覺，獲獎時很緊張卻同時感到喜悅。

情緒是中性的，本身沒有優劣區別，而是人的判斷給予情緒不同的價值。例如，大部分的人都不喜歡「害怕」，但是害怕具有「警覺」的功能，可以保護我們免於危險，每一種情緒的出現都有其意義。

人們對自己的情緒理解程度愈高，愈明白自己需要什麼、愈能照顧好自己，以及身邊的人，更能準確地幫助他人。舉例來說，小孩出門忘記帶傘，下雨淋成落湯雞回家，家長看到後大發雷霆，其實內心是擔心小孩著涼和感冒。

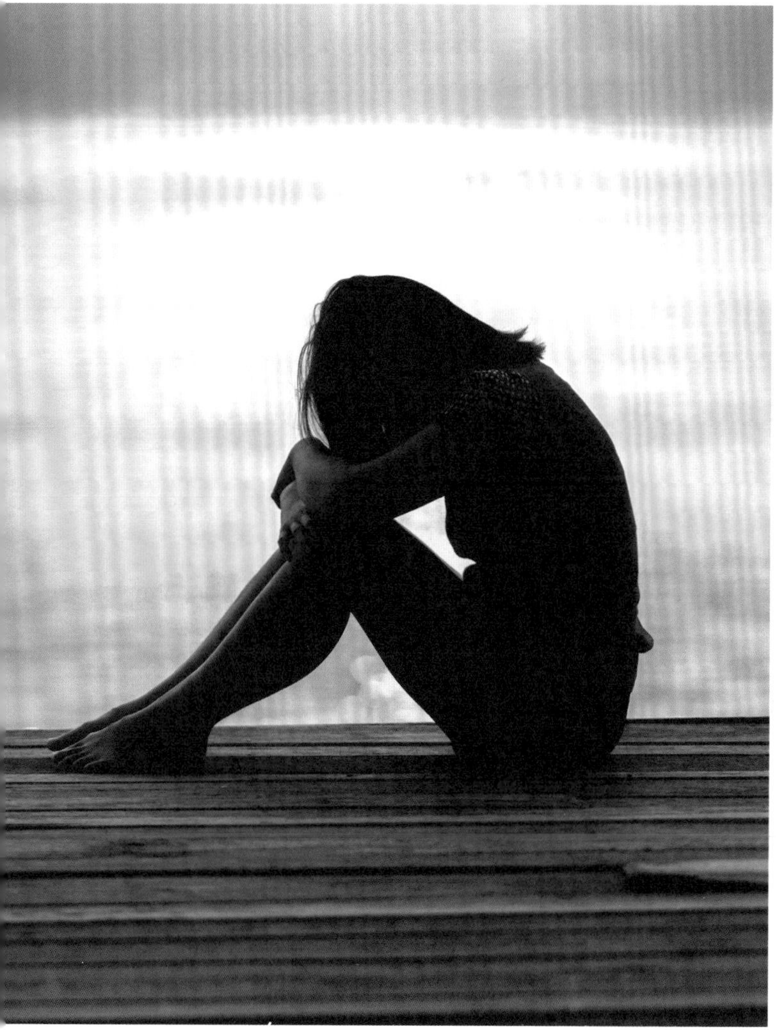

當我們看不到心底的關愛和擔心，只看到表層反應出來的情緒時，大概十句話有九句都是負面的，表達不出原意。如果意識到自己是著急的，就有機會平靜地說：「某某某，我害怕你淋雨會感冒。」會比直覺反應是生氣來得好，更能進一步告訴孩子，剛才生氣是因為出自擔心，並遞上毛巾。

理解和沉澱自己的情緒後，表現出來的就不只是生氣和責備了。

曾經有一位癌友吃飯要拿碗盤，但剛做完化療後很不舒服，手會抖，瓷器碗盤碰撞發出聲響，他的父親看到後非常火大地說：「你在裝什麼裝？」那位癌友聽到心都碎了。其實他的父親很捨不得看到他這樣，原本可以好好地拿碗盤，卻因罹癌而拿不穩，一時口快，說出來的言語跟想要表達的關愛，竟然完全相反。

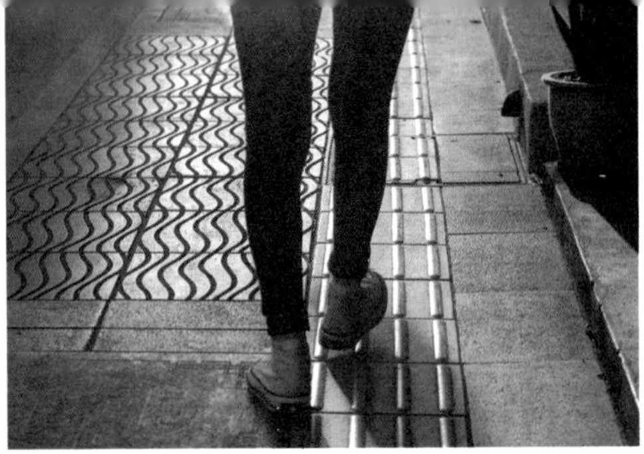

癌友個人應如何接受生病的事實，本身就是艱難的挑戰。罹癌衝擊的是個人的生涯、人際關係、心情和生活作息等，還要擔心能否活下去，這是旁人沒辦法代替癌友體會的。或許有些人會說：「不要擔心，就交給醫生吧！」但這又好像在否定癌友的擔心是不必要的、沒有價值的、他的感受是不值得被尊重的。

人都不喜歡難過的感覺，癌友和家人也想消除這種感受，這是很自然的反應，並沒有不對。面對自己罹癌或親友罹癌都需要勇氣，家人體會並接納癌友的不知所措，不一定要有具體的行動才算是幫忙。很多癌友需要的只是一雙願意聆聽的耳朵，而不是急著給建議和說道理的嘴。

正視失落情緒，也是一種突破

罹癌後，有些癌友會顯現沒辦法振作的心態，其實放鬆、正視自己現在低落的情緒，也是一種突破。挫折、悲傷、失落經常被人們視為負面的情緒，不過，與這些情緒共處的過程，就跟累了需要透過睡覺回復體力是一樣的道理。

當感到挫折、難過，需要獨自靜一靜、找人聊天、整理思緒，都是療癒自己身心的方式。人們不會批判一個人因為累了想休息，卻可能因為過度擔心病友受情緒影響，而急著出手消滅這些感覺。

「正向」經常被誤認為是面對癌症的解方，彷彿如此一來就能夠得到醫治；然而，正向跟樂觀是在身心靈上，做了許多努力之後，才可能得到的「成果」。

如果罹患了癌症，要求病友用「正向」來面對疾病，不允許悲傷存在，這樣會不會太殘忍了？悲傷不代表不想好好過日子，癌友也有悲傷的權利與需要。

這樣的情況，跟前面提到癌友怎麼看待、接受自己身上發生的事，及家人如何協助，都有關聯，也和判斷疾病可能帶來的影響有關。簡單來說，如果是感冒，基本上幾天就痊癒了，不需過於擔心，也不會有太大的影響；但是罹癌會連結到死亡的焦慮和恐懼，會出現這些反應，其實都是為了「保護自己」。

因此，好好體會自己和家人的情緒與行為，理解其中反映的渴望是什麼，以剛才提到淋雨的例子為例，比較容易照顧到彼此的感受。

罹癌後，癌友會有一段時間無法保持活力和生產力，這種難以振作的悲傷、失落屬於正常反應。然而，面對疾病時，我們容易將抑鬱的感覺放大許多倍。試著回想你曾經因為什麼事而感到挫折，面對那些挫折的反應又為何，罹癌的狀況也是如此。

誠實是最好的溝通原則

此外，沒有辦法振作是人們把力氣轉向求得內在安穩的過程。面對罹病的衝擊，除了對外尋求醫療，內在調適也相當費時費力。癌症引起的不舒服、形體和心情變化，會不斷擾動癌友，必須花很多心力保持內心的平靜和穩定。

無法振作也可能是癌友暫時還不清楚自己想要什麼。尚未罹患重大疾病之前，人對於未來、親密關係、生涯規劃會有很多想像和期待，一旦生重病或遇到災難，瞬間感到失去希望，主觀上覺得失去了一切，但是客觀上並不是什麼都沒有。

即使原本對未來不抱有什麼期待，可是罹癌後，平穩的生活蒙上一層陰影，那一塊失落，也是癌友個人生命的一部分，跟著它一起生活，應該將這些失落的部分拼湊回來，與它握手言好，再評估如何繼續往下走。很多人沒有意識到，理解自己的情緒有多麼地重要。

當癌症治療到某個階段，癌友與家人可能需要討論敏感的話題，包含告知家人疾病的診斷名稱、治療方式、疾病狀況、醫療選擇、道別、身後事安排等。雙方都害怕說出來會讓彼此痛苦、難過，自身的情緒張力也會變得非常大。這些需要討論的事，卻常因顧慮而躊躇不前。

了解內在的反應和擾動後，比較能面對自己，原來是擔心聽到這些話的家人會做何感想，以及「難以面對說出這些話的自己」。當安撫了這些內在反應和擾動後，可在情緒平穩的狀態下，跟罹癌的家人談這些話題。談的過程中要注意癌友及家人的感受，並關注自己內心難受的程度。

比如說，當真的要討論「身後事該怎麼安排」時，是很困難的，當下可能是高張的情緒反應。

我們可以設想當事人聽到後會有什麼感覺，也許大家真的把不願面對的事情攤開來講了，又或者終於是時候可以談這件事了，是一種輕鬆的感覺。此時，難過與輕鬆這兩種感覺是混合的。

面對這些從來都不是歡天喜地的話題，我們的內心其實不斷在滴血，能夠維持相對平穩已經很不容易。

更重要的是，誠實是溝通過程中最好的指導原則，還需搭配關愛、陪伴、同理、細心等，絕對不是指責：「你就是生病了，不要講那麼多。」這對癌友很殘忍也很粗暴。

把年幼子女看成獨立的個體來對話

當自己罹癌，該怎麼對年幼子女告知病情，以及安撫子女的情緒？應該做哪些準備？以下原則可供參考。（不只是針對年幼子女，也適用於不同年齡層的子女。）

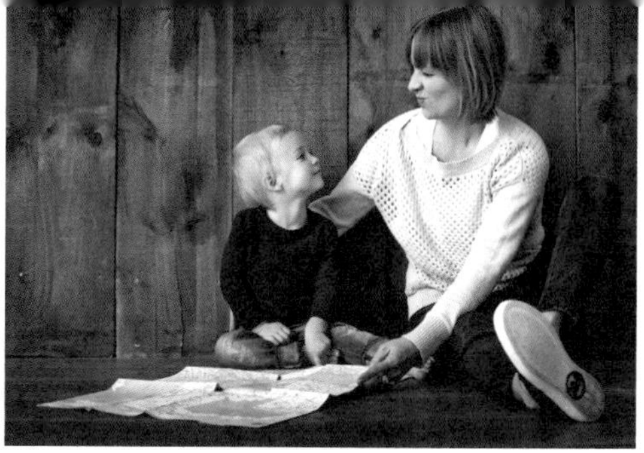

一、最重要的是要保持「誠實」，以年幼子女聽得懂的話，充分告知他們真實的情況。要用正確的名詞，避免含糊帶過；留意用詞，避免過於艱澀。

開場白——○○（孩子的名字），我想要告訴你一件重要的事，因爲我很關心你聽到之後的想法，希望你告訴我，我們可以討論。

告知事實——根據檢查，（某院某醫師）醫師告訴我，我生病了，是XX（疾病／診斷名稱）。

給予關心——○○（孩子名字），我想跟你確認一下，你聽到了什麼？你有什麼想法？有什麼感覺？

二、告訴孩子目前的情況，表達父母親並沒有放棄自己，仍然接受治療，試著維持生活品質及身體和心理的相對舒適感；另外也讓子女知道，父母親並沒有拋下他們就撒手人寰，什麼都不管。

分享現況——我現在做的決定是XX，正在接受XX治療，我的生活／工作／照顧／飲食／運動上的安排是XX。

分享感受——生病讓我覺得難過／擔心／害怕／不知道會怎樣，我也掛心／擔心著你。

給予關心——○○（孩子名字）你聽到我說這些，你有什麼感覺？有什麼想法？

三、表達自己的想法，並且鼓勵子女表達自己的想法，或者幫助他們說出感受。父母親能說出自己的想法是非常重要的，對孩子有示範表達自己感受與想法的效果。

四、至於年幼子女應該知道哪些事，要看父母是否認為孩子是一個完整的個體，是否認為孩子是一個重要的家人？認不認可孩子有責任和權利知道父母親重要的健康狀況？

如果認為孩子是一個完整的個體並尊重他，就算今天是嬰兒也好，儘管當時還小無法理解，仍然有方法讓孩子了解情況。例如當孩子還小的話，父母可以運用寫信的方式，記下一些重要的經歷與相關的想法、感受，以及想對孩子說的話；當孩子認字後讀了信，便能知道父母當年離世是怎麼回事。

有時候我們避談死亡，是因為心裡的關卡過不去。如果不准談死，以後孩子對於死亡的連結會是什麼？當理解自己的狀態，並適當地表達想法後，可以幫助孩子也願意表達自己。這是很重要的身教示範，日後心理調適就不必過於擔心。

照顧者也需要關懷自己的情緒

關懷別人與接受別人的關懷，都是很重要的功課！然而，絕大多數的人都沒有學會。我們常看到照顧者累積壓力到一定程度後，瀕臨崩潰邊緣或感到委屈。我們學走路、吃飯、各種技能，可是怎麼沒有學習如何接受別人的關懷，包含拒絕、提出自己的需求？以下是給照顧者的建議：

一、單純、好好的陪伴。

有時候不說話、靜靜地陪伴，對癌友就是很大的幫助，不需急著要求生病的家人有所進展。癌症並不是努力做什麼，馬上就會好轉。

二、尊重自己的焦慮，而不是把焦慮的情緒，放縱地宣洩在癌友身上。

「不是跟你說不要吃這些東西嗎？」我們常聽到家人會對癌友說類似的話，把罹癌歸咎是單一原因造成，這些話只會徒增無謂的焦慮。

三、盡可能不要勸說、比較，甚至挑釁，也不要隨意讚美生病的家人。

像是「你是堅強的」、「你很有勇氣面對」、「你是美好的」。這些讚美

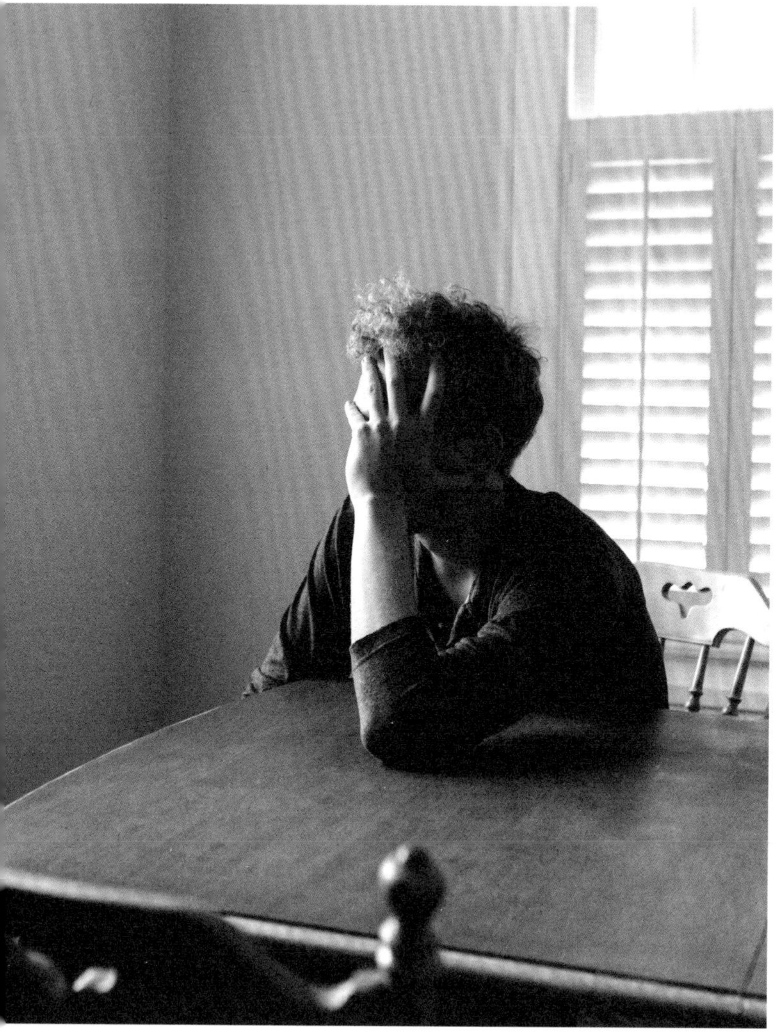

乍看之下可以提升癌友信心，但是罹癌並不只是失去自信心，而是直接挑戰這個人能否活下去，伴隨死亡的焦慮，所以千萬不要隨意稱讚癌友。如果改成「真的很不簡單」、「那時你一定很辛苦吧？」他們的感受就會不同。

四、試著跟罹癌的家人詢問和討論照顧方式。

包括感受或物質需求，可以避免沒有交集或幫錯忙，並減少失望與挫折。

五、陪伴是有極限的，當到達極限，應該誠實表達。

負責照顧、陪伴和聆聽的人，也會有時間、體力、心理和耐力上的限制。可以建立兩、三個陪伴對象輪流傾聽癌友抒發心情，或採取不同的方式，如旅行、冥想等，讓癌友覺得有被照顧到，這樣照顧者的負擔會相對較小。

PART 2

醫心跟醫病一樣重要：你的心，準備好抗癌了嗎？

專家撰文／財團法人台灣癌症基金會諮商心理師　方嘉琦
文字整理／李佳欣

罹癌過程中，需要很多勇氣和真誠去面對自己。有時候，我們會對自己的情緒感到很不舒服，明明已經堅強地度過治療，卻愈來愈沒自信……。

想要「克服」傷心的癌友

如果有人突然對你說：「今早醒來，覺得自己可以好好地傷心。」你會有什麼感覺？這句話，是來自我的個案。還記得，當我聽到他親口說出這句話時，我打從心底感到無比的欣喜。

「可以好好地傷心」這件事，聽起來似乎有點奇怪？諮商師在高興什麼？是故意應和病患嗎？

當然不是。其實，這是病患歷經一段長時間的努力後，終於走到的重要里

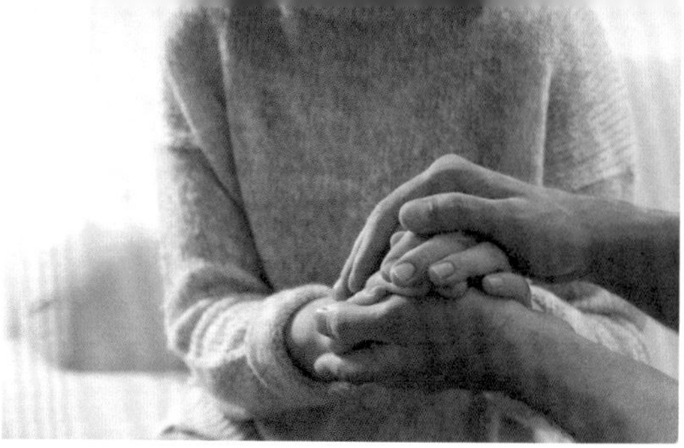

程碑。

還記得，一開始這位癌友是為了「克服」傷心前來找我諮商。他告訴我，過去的他精明能幹、性格堅毅，社會地位也不低。面對生活中各種問題，他也總是樂觀應對，採取理性解決方式。對他來說，天下幾乎沒有問題是找不到答案的。

但罹癌之後，這位癌友逐漸對自己過去的價值觀產生了懷疑。他發現自己面對疾病的發生，始終找不到出口，例如有些人罹癌之前，認為任何問題都可以獲得答案，但關於生病和生命意義——為什麼生病的是我？我做了很多努力，為什麼會復發？這些可能都不是過去問題解決模式的價值觀，也不理解為何對於人生，反而沒辦法找出確切的答案。他也發現自己不如以往堅強，對於自己的負面情緒，更感到抗拒。

「傷心與哭泣，不該是發生在我身上的情緒。」他經常這樣對自己說。

聽到他分享的這些心情，我十分心疼。只有在接納自己的負面情緒時，我們才能開始有機會接觸和療癒內在的失落。

於是，開始帶他做各種練習。過程中，有時候他會反覆害怕不安，有時舊的想法會再度浮現，讓他又覺得應該去否定負面情緒。這是一段辛苦的歷程，我也只能不斷提醒他，這種反覆是正常的，而「真正的自我接納」也是在這個時候開始。

因此，當我聽到這位癌友說出自己「終於能好好傷心」時，我既欣慰也珍惜。因為我知道他終於理解「原來人有負面情緒是正常的」，也不會再想著要「克服傷心」了。

罹癌當下，大多數人都是混亂、焦慮的

罹癌過程中，需要很多勇氣和真誠面對自己。有時候，我們會對自己的情

緒感到很不舒服，明明已經堅強度過治療的掙扎，卻愈來愈沒自信，愈不相信自己的能量。

尤其被宣告罹癌當下，常令人腦袋一片空白，畢竟前一刻還是好端端的一個人，怎麼突然就變成了癌症病患。因此，大多數人在得知罹癌消息時，情緒會相當複雜，甚至難以相信和接受。有不少病友都提到，得知罹癌當天，因為思緒太過混亂，竟不記得當天是如何回到家。

這種情況在接下來幾天仍可能延續，像是忍不住一直檢視、回顧自己的人生、煩惱遺產後事如何處置，或憶起過去各種想做，卻始終未能執行的事。這段期間也可能會不斷在心態的調適上產生矛盾：一方面認為日子如常，不想讓家人擔心；一方面又感覺不甘心，覺得日子應該更加豐富精彩……。

再加上面對疾病，患者一開始還沒找到可以信賴的醫療團隊，對治療與疾病進展多半帶有較多的恐懼。各種在網路上所分享的罹癌經驗或治療相關的影像，都可能讓剛得知罹癌的患者，心中更加焦慮、提心吊膽。

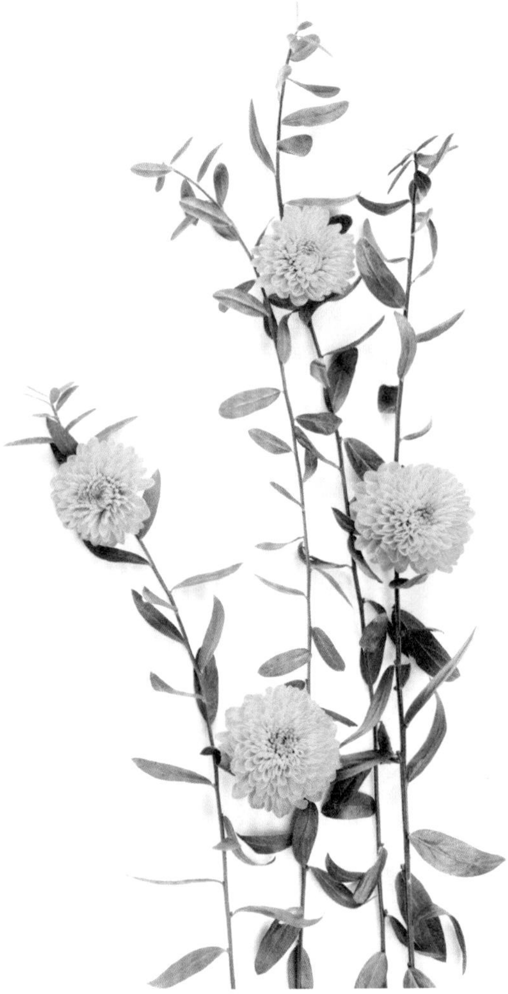

「不知道我的身體在治療後會如何改變？」、「罹癌後會很不舒服？經常嘔吐、發燒？」這些因為對疾病困惑、無法掌握而帶來的心理壓力，經常成為癌友們最大的困擾。

這些衝擊反應，都是正常和不可避免的，癌友們無須自我懷疑和自責這些負面情緒。因為抗癌不只是疾病治療，還必須包括面對身、心、靈、社會等面向的重新洗牌與整合。

不過，要提醒大家，重視心靈層面，不代表要去「擊退」負面情緒。一旦我們愈想壓抑負面情緒，負面情緒對我們造成的衝擊反而愈大。

它指的是共存、接納和正念，覺察自己的負面情緒，了解那是正常、再自然不過，它就像是能量的流動，來來去去，因而能與其共存。我們應該接受自己在這個狀態底下的各種樣貌和反應，並盡可能的練習正念：將心與身體同步。

我想邀請大家一起思考以下這個觀點：不知道大家有沒有發現，我們的身體永遠都只會活在當下，它不會跑到過去，也不會處在未來；只有我們的心可以在過去、現在與未來之間跳躍，這也是人類與其他物種不同的優勢。

心如果太常停留在過去，就容易產生許多遺憾、後悔等情緒；相對地，心如果太常停留在未來，尤其是罹癌後，過度想像未來可能發生的狀況，也會產生恐懼、害怕或焦慮等情緒。

因此，大家一定要記得「出現負面情緒是很正常的！」在探索和療癒因罹癌帶來的創傷前，我們都會需要多次宣洩、練習正念，以及發自內心建立個人信念，才有機會貼近自己的心，做到自我情緒管理：接納各種狀態的情緒，以及各種狀態的自己。

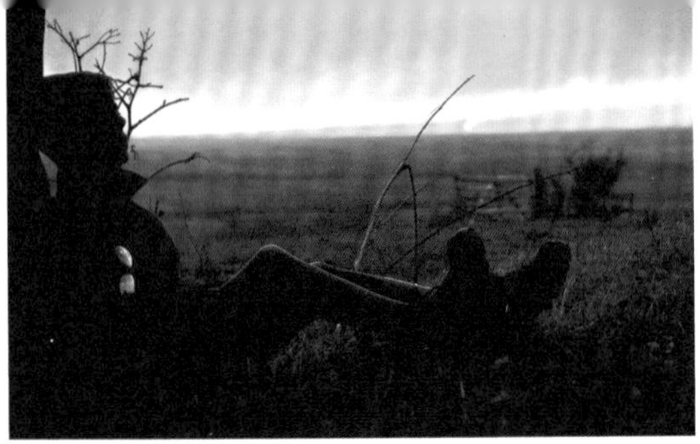

認識罹癌後的心理狀態

一般來說，人在經歷哀傷事件或罹癌後，會反覆經歷五個階段：否認、憤怒、討價還價、抑鬱、妥協和接受。

一、否認階段：否認和不接受現實。

因為處在震驚的狀態中，拒絕接受所發生的事件。逃避去看、去聽、去接觸，不相信事情發生在自己身上，或不懂當事人怎麼會是自己。

二、憤怒階段：質疑、埋怨、生氣他人或自己。

以生氣憤怒的情緒表達悲傷，心中可能有過多的失落和挫折無法釋放，轉以投射憎恨和歸咎一些人事物，也可能會針對自己。

三、討價還價階段：試圖用一些不理性的信念、信仰來改變事實。

由於太想拒絕承認事實，但心中又有某部分知道事實已經無法改變，便開始嘗試藉助一些神玄或不理性的信念，作為委屈求饒的方式。例如有些病友的父母親說他們願意減壽幾年，希望癌症不是發生在孩子身上，或讓疾病因此消失。

四、抑鬱階段：理智上的理解，造成心理層面的失落和矛盾，因而引發生理症狀，如：失眠、厭食、行動遲緩等。

理智上更認清事實了，但心理上，依舊無法接受。因此，在心理上出現抑鬱以外，也會有生理上相關的症狀產生。但這個階段同時也顯示出個人正開始「認清」事實，較有機會面對與處理。

五、妥協和接受階段：了解人生不可避免的際遇，因而重新適應生活，學習與疾病共處。

上述五個階段，並沒有一定的規則，並非每個人在經歷生病期間都從一走向五，也並非只是單向性的，有些人可能會跳過一些階段，直接經歷抑鬱階段或其它階段。在不同階段之中反覆來回的情況也很常見，且這些過程的轉換都需要一些時間，好比哀傷的時間可能會持續六個月、一年，甚至更長，因人而異。

不論歷程如何，認識這五個階段可以協助我們理解自己的狀態，知道自己可能正在從拒絕面對事實走出去，開始找尋宣洩出口，準備面對，甚至即將有機會處理自己的疾病議題。最重要的是，每個人都是這樣，自己並不奇怪。

認識這個過程，有時候也能協助旁人更理解自己，知道這些歷程有其必要性。因為我們都需要被聆聽、陪伴、尊重，並給予足夠的空間來自我調適。

學習放手，被人照顧不需要自責

在華人文化中，很多人自小就養成凡事先檢討自己的習慣。一旦我們做不到他人給的標準或期待時，便容易產生自責感受。例如，過去常聽到「施比受更有福」，這句話雖不無道理，但也讓許多人在面對「受」的時候，不禁產生罪惡感。罹病後，對旁人無微不至的照顧感到自責；發現自己關注自己勝過關注別人，感到自責；照顧過程中，一旦造成他人的不便，也感到自責。

如果你常常被自責追著跑，那不管在練習與疾病共存、和正念上，一定會困難重重，因為你根本無法真正接納自己各種狀態。顯然，在你的內在中，有許多不知道從哪來的標準，告訴你「這個不應該」、「那個不可以」，即便你不知道是不是正確、也不一定喜歡，那些聲音似乎擁有龐大的力量可以影響你的一舉一動。這些就像是住在內心的施暴者，經常不留情地對你「施暴」。

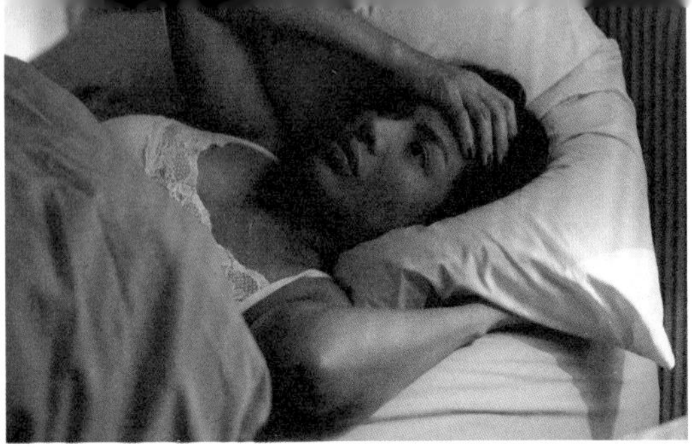

在生病的過程中，人生的很多功課會在這個時刻冒出來，有些是經年累積的問題、有些是因為生病才面對到的議題，當習於作為照顧者的人成為被照顧者，在這個階段的功課就是：學習自我照顧、學習放手讓他人付出、學習大方接受幫助。

當心「悲觀」，癌症惡化的主因

負面想法常是我們最大的敵人，它綁架我們，讓我們看不見這些想法以外的可能性。

這些想法，就像是大腦中的一種解讀模式，一旦開啟，就會以此模式解讀各種事件。好比在大腦中內建一個「不被愛」的悲觀模式，開啟之後，就能把各種事件放在不被愛的情境中。即使在面對非常愛我們的親人，也會不自覺地先把他們想成不愛我的人。

同理可證，面對癌症的某些心態和想法上，也常不自覺地被悲觀模式牽著走。這不僅影響心情以及與他人的關係，甚至可能影響癌症治療的效果。

為什麼說會影響癌症治療的效果？因為身心一體，相互影響。

曾聽聞一個有趣的心理實驗，研究者透過評估心理壓力量表，將受試者分為好心情和壞心情兩組，再給予事實上並非感冒病毒的溶液。結果，將近一半的壞心情受試者後來都感冒了，而好心情組的受試者則很少有人罹患感冒。

從這個有趣的實驗即證明，心理狀態的確有可能影響疾病，它可能是心理直接影響生理，也可能是因為心理狀態不同，而產生的行為差異，間接影響健康。

舉這個例子，是希望大家覺察自己的傾向，看看自己是不是也有這種悲觀的心態，然後加以修正。要記得，問題形成的原因，一向是多元且長期累積的結果，有可能是自己本身導致，也可能是他人或情境因素所導致。即使生病，也可以在生活其它面向中，找尋意義和快樂。這是許多病友，像是抗癌鬥士們都可以親身作證的。

另外，未來是無可預測的，既然無可預測，我們就要學習區辨事實和想像，「未來永遠都不會好了」這句話，只有生病是事實，但「未來永遠是怎樣的」卻都是想像。我們要引導自己的認知多一點停留在事實中，避免陷入太多的想像與擔憂。

畢竟習慣的模式造就我們看見的世界，大部分的事件，都是一個銅板兩面解釋，端看我們的視角從哪裡出發。

你也開啓了內建悲觀模式嗎？

癌友的悲觀常常分為以下幾個面向，不妨耐心地回顧一下，自己在面對疾病時，是否容易被「悲觀模式」影響呢？

一、容易認為罹病是自己的問題，所以不斷自我責怪，覺得自己沒用、沒價值。

二、容易將問題擴展到全部的生活面向中，例如曾有較悲觀的病友說過：「一旦生病，我的生活已經沒有其它意義和快樂的可能了。」

三、最後一種，會想像未來永遠都不會好了，即使知道未來是無可預測的，也認為問題是永遠的。

回想看看，自己是否有上述的一些情節，是否常被這些負面感受驅動，影響心情？如果上述三個問題中，有任一個答案為「是」，就代表可能在不知不覺中，開啟了內心的「悲觀模式」。

不要一直問做什麼，先好好地「存在」

我個人非常喜歡一本書，叫做《從紛擾生活中找回平靜的正念練習》。書中提到了一段想法，我想跟大家分享。

作者提及，現代生活整天都在詢問「做什麼」，像是「你今天做了什麼？」、「晚上做什麼？」、「週末要做什麼？」、「你現在在做什麼？」，為了達到那個「做什麼」的目標，我們搭火車、巴士、汽車出門時，一旦碰上塞車或大排長龍而無法快速抵達目的地時，挫折感油然而生。也會為了節省時間，慌亂忙碌的吃飯，沒有時間停下來跟親友好好說話、享受美食。我們甚至同時處理多項工作，一邊跟朋友聚會，卻不一定跟對方有眼神的交會，也不融入周遭的環境和人事，只是盯著手機看。

而正念提醒我們去學習「存在（to be）」，而不是「做什麼（to do）」。所謂的「存在（to be）」指的是：行走、觀看，聆聽，能去感受空氣、光影、景色、自然、建築物與人。也許只是靜靜地坐著，坐在花園裡，觀看花朵、天空、蟲子、白雲、寵物，凝視溪水的流動、海水潮起潮落；又或者是早上醒來時，別急著從床上躍起，給自己幾分鐘的時間，擁抱孩子和愛人，把寵物放在膝上，躺在陽光底下，閉上眼睛、呼吸……，體驗這個「存在」本身的意義，就是活在當下這個時刻。

我認為感受存在時，有一個很重要的心態，是「允許」自我照顧，你不會因為自我照顧而自責、不會因為自我照顧而認為自己是自私或浪費時間，同時，你要相信自我照顧是一件重要的事，甚至勝過其它工作或角色。

聽起來還是很抽象？該怎麼做？以下提供大家一些方法。但在這之前，不妨先沉澱幾分鐘，想想自己是否認同、理解上述說的這些心態。一旦真心接受，不論你今後尋求何種紓壓方式，才有可能達到實質上的效果。

一、建造專屬於個人的時空：清理雜物、走向大自然、閱讀、良好睡眠習慣、舒展拉筋、園藝、體力許可的旅行和運動等。

二、生活中刻意創造快樂的事：走一條平時沒走過的路徑、進入麵包店聞聞麵包香氣（即使你注重健康，根本不吃麵包）、買一個小禮物送給自己、對重要他人進行人生四道（道謝、道歉、道愛、道別）、做一點點幫助別人的好事、善事等。

三、內在對話和感恩：時不時與自己的心靈和身體說說話、專注呼吸和放鬆、感恩生命中的人事物等。

我在小筆記本中曾經寫下一段話：「最終，只有三件事情重要——我們活得好不好、愛得夠不夠、學會放下與否。」這是美國內觀禪大師暨臨床心理學博士傑克・康菲爾德的分享，教我們在審視自己的生活時，以此三件事作為目標，提升內在能量和自我照顧。現在我也分享給你們。

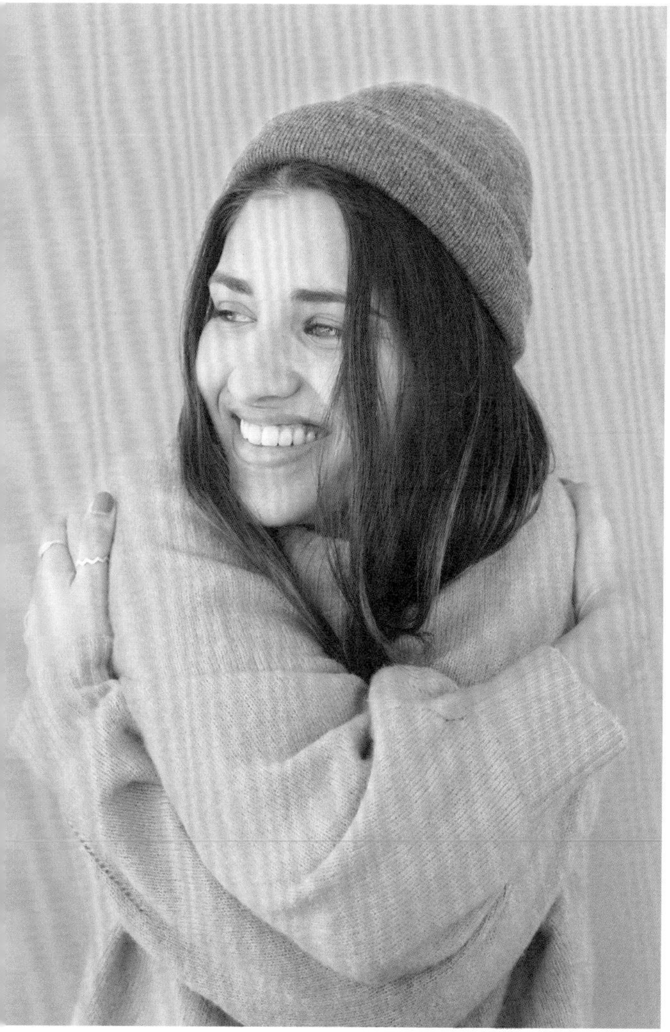

PART 3

談生育：育齡癌友好孕難不難？

美國癌症醫學會九十七年曾提出一份重要聲明，認為醫生面對癌症病患時，應將「生育能力」列入治療考慮因素之一。這一方面反映出年輕罹癌的情況愈來愈普遍，另一方面也意味著，罹癌後病友的生活品質已經逐漸受到重視，未來充滿著無限可能性。不僅依然能參加社交活動、工作，甚至連生育，都不再是遙不可及的事。

不過，比起其他人生計劃，生兒育女承載了更多來自社會傳統，以及家庭關係的壓力。對癌友來說，從開始準備生育到成功懷孕，在生理、心理上都是不小的挑戰。如何走過，需要一些勇氣，也需要一些智慧。

PART 3
01

溝通篇：「死亡跟性」，重要卻也難談的話題

專家諮詢／財團法人台灣癌症基金會諮商心理師　史莊敬
文字整理／趙敏

死亡跟性，可說是人生最難談的兩個話題。然而，微妙的是，若沒有這兩者，幾乎所有的生物都不存在。有繁衍才會誕生新的生命，而後步入死亡。當兩個不易談的話題又碰在一起，人就會更退縮、更不知如何面對。

論及婚嫁，竟罹患癌症！

一位男性個案在五年前確診罹癌，接受化療後，很長一段時間覺得身體虛弱，他非常關心檢查結果，情緒經常隨著檢查波動，常在檢查前就開始緊張焦慮，深怕結果不好；即使檢查結果的數值顯示沒有危險，他還是會希望數值能更漂亮。

這位癌友除了對數值敏感外，其他小毛病如感冒，也會令他聯想到是不是

免疫力下降，事實上這跟病灶並沒有關聯。他也會受網路獲得的資訊影響，特別是跟癌症有關的負面新聞。

這位癌友有位交往多年的女友，雖然偶爾有一些爭執，但是他們的情感並沒有受癌症影響，兩人曾討論將來要結婚，但時間與細節還未定。罹癌後，他跟女友討論，決定不告知女方家人，女方家人只知道這位癌友有一段時間似乎非常忙碌，沒有互相聯絡。

「不讓女方的家長知道自己罹癌！」這背後充滿著複雜的顧慮。即使癌症不會影響生育能力，但女方的家長會怎麼想、情侶兩人之間對未來的想像等，都還是讓癌友有所顧忌。

罹癌，重新審視自我及家庭關係的開始

面對生病、生育壓力的雙重打擊：做決定前，先聆聽！

選擇先治病，還是先生育？很多人會認為當然要先治病，卻忽略了癌友個人整理自己內心的重要性，也忽略聆聽這個人的想法；換句話說，我們忘記了尊重別人，也忘了讓癌友尊重自己的心意。

生病和生育都不是人可以完全掌握的事情，沒有簡單而快速的答案能回答究竟是生育要緊？還是治病要緊？更沒有通用、唯一的標準答案！需依個案或家庭狀況去思考，隨著時間也會有所變化。

如果女性逢孕齡期，有懷孕的打算卻罹癌，心裡一定有各種想法，別人可能只知道一點點。試著聆聽女性癌友猶豫先治病，還是先懷孕的想法，她需要時間理解自己；然而，很多時候，周圍的人都忽略這些聲音。

身體、心情和下一代都是她的，為什麼她被忽略？好像被「趕快去治病」這些叮嚀給忽略了；即便相關的決定已成過去式，讓病友再回到當時的狀態訴說她的想法，說出來可以讓別人更準確地幫忙，她也可以理解自己要

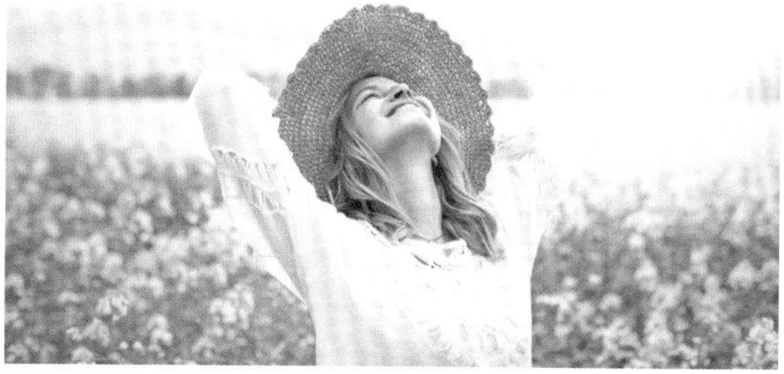

的是什麼，仍然是很有價值的行動。

被家人和伴侶理解後，處理事情的方式也會不同；即便已經選擇先治病，爾後再談生育，感受也會不同，跟伴侶和家人的關係會變得比較健康。完全不討論的話，容易導致雙方之間心生芥蒂。

自信逐漸消失，敞開心胸面對

如果接受治療後無法再生育，癌友可能會出現「自己不再是完整的人」的想法，或擔心另一半不再愛自己。在重建信心跟接納自己之前，應該先整理和理解自己的想法、感受和情緒。

舉例來說，如果有塊地可以種農作物，是不是要先理解當地的氣候、土壤，再來看能不能種和可以種什麼？更何況這塊地可能剛受到破壞。想要重建自信心，也應該檢視自己的內心現在處於什麼狀態，再來評估哪些事情是需要被接納的，以及重建的方向為何。

癌友可以表達自己受到癌症的衝擊是什麼？伴侶受到的影響是什麼？衝擊和影響有好有壞，例如不知道接下來會如何？會不會出現不好的變化？若有了下一代，另一半卻很早就離開，該怎麼養孩子？又例如更珍惜自己的生命等，這些都可以表達。另外，也需要討論罹癌後，若失去生育機會，對癌友和伴侶有什麼影響。

癌症有如「惡劣的小三」，破壞了癌友和伴侶之間的關係，要怎麼努力減少它造成的傷害呢？很多伴侶都不願意談，雖然還是會照顧生病的另一半，但是大部分的人會努力咬著牙牽手往下走。如果敞開心胸暢談會更好，至少有機會將心裡的想法說出口、不再壓抑，也比較能理解自己和對方的需求，就現有的狀況去努力；如果可以，建議接受個別或伴侶的心理諮商。

對話永遠比隱忍好

一、夫妻或伴侶之間

罹癌會重創癌友的自信心，進而影響夫妻或伴侶的互動。坊間關於癌症的資訊著重在疾病的治療、營養和藥物等知識，但是心理層面的探討與照顧亟待努力。以往我們總說「安心之前要先安身」；然而，當身體狀況變差，癌友會開始恐懼、慌張，在治療身體之前，心是不安的。在這種情況下，應該「先安心再安身」，至少，兩者都一樣重要。

有些癌友因為罹癌，便認為渴求親密感和性愛是奢侈的事，這隱含的是「我很害怕連這樣的歡愉都無法得到」，主要來自癌友的心情和外界如何看待「性」，甚至為性加上苛責的眼光。如果伴侶之間不知道如何談，久了就形成關係上的阻礙。

以下是癌友和伴侶雙方都可能遇到的面向，建議好好思考和討論：

◆**交往：**以年輕人來說，年齡相仿的人較少會遇到另一半罹癌的狀況，大部分罹癌的幾乎是比較年長的人。除非本來就有穩定的伴侶，不然年輕癌友很難找到伴侶。

畢竟當得知自己罹患重大疾病，不確定還會不會面臨下一次的挑戰，如復發、轉移，彷彿對人生失去了主導權。需要和另一半討論今後可能面臨的情況和打算，讓雙方心理有所準備。

◆**生育：**一位癌友的伴侶表示，在她年輕時沒考慮過生孩子，當她結婚後，卻開始嚮往養育孩子。面對另一半罹癌而無法生育，她坦言，還好原本就和對方交往且關係已經穩定，否則可能不會想跟這個人走下去。

人在有選擇時，有或沒有孩子好像還不是那麼有感覺；可是當人沒有選擇

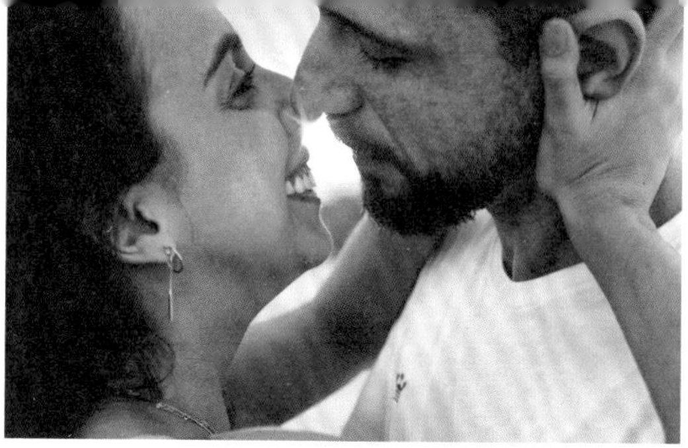

時，如罹患卵巢癌、子宮頸癌、睪丸癌等生殖系統相關癌症，可能會驚覺從此再也沒有生育機會，對生育的看法就會變得不一樣。這需要伴侶雙方好好討論。

◆**性行為：**理想上，當另一半確診罹癌，無論是什麼癌別及哪種性別，都應該把性納入評估範圍。

這其實是很日常生活的事情，但很少有病友或其伴侶談過。罹癌跟性是無關的嗎？不論癌友是有伴侶或無偶的狀態，性方面的需求都很少被關懷；縱使醫師告訴癌友罹患的癌症不會影響性生活，癌友及伴侶都可能感到害怕，而不敢發生性行為。

影響性的因子非常多且複雜，當疾病的因素加進來，會變得有更多顧慮，最後乾脆選擇不說。性行為好比是「走鋼索的過程」，影響走鋼索的因素包含風向、風量、溫度、心情和服裝等。兩個人就算身體都好好的，沒有吵架，也可能慾望、需求，而沒有性行為；更何況又有了癌症的因素摻雜在裡頭。

確診罹癌後，將性生活納入評估和討論的優點，是讓癌友、伴侶和家屬知道性是可以談的，減少需要顧慮怎麼談，或減少尋求幫助的困難，讓彼此的心理狀態比較平衡。

有的癌友會覺得罹癌後，對性行為沒有把握、害怕表現不佳，加上對死亡的恐懼，心裡衍生負面的想法，就更無法談性。

其實親密感除了來自身體，也可以來自心理。「性」字的左邊是心，右邊是生，包含生理和心理層面，伴侶雙方都需要理解、沉澱、探索自己的需求與感受，可以嘗試邀請伴侶分享自己，也要允許自己能夠分享自己。

身體上的親密感除了生殖器的接觸，性交、手交、口交、自慰或使用輔助

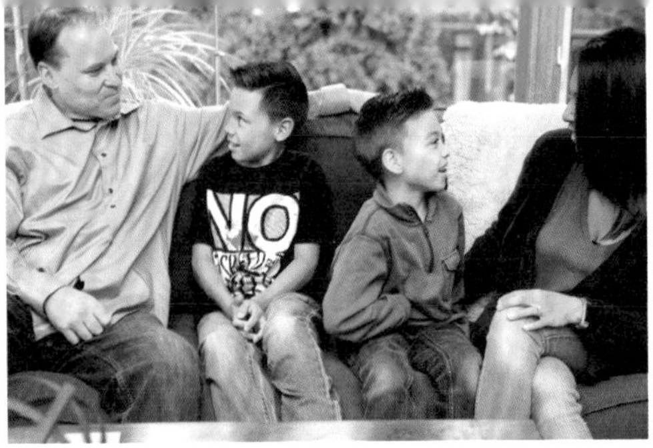

工具如情趣玩具等，還可以透過握手、擁抱、輕碰對方、親吻表達。寫張卡片、一封信、散散步、靜靜坐在一起、說說笑話、看場電影、讚美對方和自己，思考哪些是雙方都喜歡的事情，便能帶來心理上的親密感。當心理獲得滿足，即使沒有性行為，安穩感也會提升。

二、與家屬和伴侶的家人之間的溝通

家中有人罹癌是急需家人互助的時刻，無論已經結婚，還是正在交往中，在需要、想要的時候，都可以跟家人商討。理想上建議在癌友第一次確診就先討論一次。

罹癌是重大狀況，可能因為要治療，人生會有新的安排，甚至改變生活方式。與家屬和伴侶家人的溝通內容，可以談疾病、治療方式、生活安排等相對容易談的話題，家人也會關懷能幫上什麼忙，雙方都可以提出想法與需求。

我們常看到的親友生病了，人們就帶花或水果來探望，但是有沒有問過這是不是病人要的？病人是否合用、想用？其實大部分的人都沒有問過病人的需求，有時苦了自己，也苦了別人。

倘若避而不談，家人心中可能會有各自的小劇場，很多時候小劇場又彼此衝突。癌友可試著鼓起勇氣，跟家人談什麼樣的照顧是自己想要和需要的，也分享彼此的感受，或者互相感謝等；之後再視情況，如病情有變化或宣布重大決定時，可以召開家庭會議。

這樣的家庭會議不同於一般的旅遊計劃，需要安排適合的情境和參加人選，事前應決定哪些人選參加。約好時間後，主要負責聯繫的人可先知會參與者關於癌友的病況，幫助實際討論時，降低衝擊的強度；如果可以的話，考慮讓專業人員參與，特別是心理諮商人員，會很有幫助。

生育知識解惑篇Ⅰ：保存癌後生育力，從確診時就得開始

專家諮詢／長庚紀念醫院林口總院婦癌科副教授　周宏學
文字整理／李佳欣

癌症的生育議題，早年較少受到重視，一方面是因年輕的罹癌患者相對較少，另一方面，早年生殖技術也尚不發達，即使患者有需要，醫療能做的事情也有限。但隨著醫療發展愈來愈進步，面對尚有能力生育的罹癌患者，醫療團隊已能透過不少方式為患者提供解決方案，減少罹癌對生活的衝擊。

三大婦癌，愈前期愈有機會保存生育力

癌症本身和癌症治療的過程都可能會影響生育能力，甚至造成不孕。因此不管哪一種癌症，只要碰到尚在育齡期階段的患者，醫師都應該先了解患者的懷孕史與生育規劃。倘若患者可能有生育打算，就不能用平時的治療原則來思考，而須針對病人疾病狀況、癌症分期進行評估，擬定出另一套治療計劃，並視情況轉介病人至不孕症或生殖醫學科團隊。

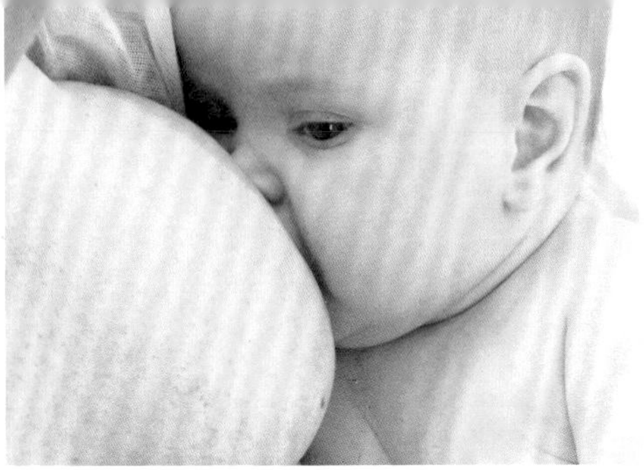

一、與生殖系統無關之癌症：以凍卵為主

一般來說，跟生殖系統無關的癌症，包括乳癌、肺癌、甲狀腺癌等，由於手術過程中並不會切除或傷害到卵巢、子宮等生殖器官，所以治療後，病人還是可以保有原本的生育能力。

但如果需要進一步接受化療，對於年紀較大的患者（通常是超過四十歲以上），因卵巢功能已經逐漸老化，化療加速卵巢早衰的情況更明顯，因此，這類患者，若有生育規劃，就可能要考慮在治療前，先進行凍卵。

二、與生殖系統相關之癌症：依期別、治療方式，可有不同作法

若是牽涉到生殖系統的癌症，便會直接影響生育。婦科的卵巢癌、子宮頸癌與子宮內膜癌，通常需要切除卵巢、子宮。在治療時就需依癌症期別與治療方式調整治療模式：

◆**卵巢癌：**

女性排卵的方式並不是兩側卵巢同時工作，在大多數情況下，左、右兩側輪流排卵，也有一些人連續好幾個月都由某一側的卵巢在排卵。由此可知，只要留有一側的卵巢，就還有排卵的能力。

因此，未來還想生育的卵巢癌患者，若分期在第一期A（即病灶只有在其中一側的卵巢），醫生可進行保留生育能力的手術，只切除病灶側的卵巢，保留下子宮及另一側的卵巢與輸卵管。

已進入第一期B的患者，病灶已經擴及雙側，就無法再保留其中一邊的卵巢。由於子宮未受到影響，病人還是可以靠著接受捐卵等方式嘗試生育。

不過，對於第一期、有機會保留卵巢的患者來說，有時手術後仍會建議搭配化學治療，就可能面臨到卵巢提早衰退的問題，因此也可向生育保存的

團隊諮詢。

目前，醫學上還沒有找到一個能絕對保證有效的卵巢保護方式，但現在有些研究發現，如果在化療過程中，讓卵巢暫時休息、停止排卵，可降低卵巢早衰的機會。這包括抑制腦下垂體，或利用其他藥物抑制排卵。因此，有些醫師會建議患者在化療的過程中，採取這些方式來保護卵巢，或者，也可考慮凍卵。

◆子宮內膜癌：

子宮內膜癌不管在哪一期，為徹底清除癌細胞，減少日後復發機率，標準的治療都會建議切除子宮。但如果有生育考量，早期的患者仍有一些方式可以嘗試。

若患者屬於病灶侷限在子宮內膜，尚未侵犯子宮肌肉層、淋巴腺或子宮頸的第一期A型，並且癌細胞有黃體素接受器，可以考慮先不做手術，改以荷爾蒙治療法，利用高劑量的黃體素使腫瘤組織萎縮。根據過去統計，約有七成的病患可利用這種方式暫時控制住腫瘤。但這種做法，最主要的意義是讓患者在治療後趕緊準備生產。等生產之後，還是要再回到醫院進行子宮切除手術。【註1】因為從數據上也會發現，採取荷爾蒙治療的患者未來約有一半的人會復發。

【註1】

由於罹患子宮內膜癌的危險因子中，如過度肥胖、荷爾蒙分泌異常等，也常跟不孕症有關，這類患者要成功懷孕也往往比一般人困難。因此，在思考各種做法時，需與生育保存的團隊積極配合，盡可能採取最有效率的方式。

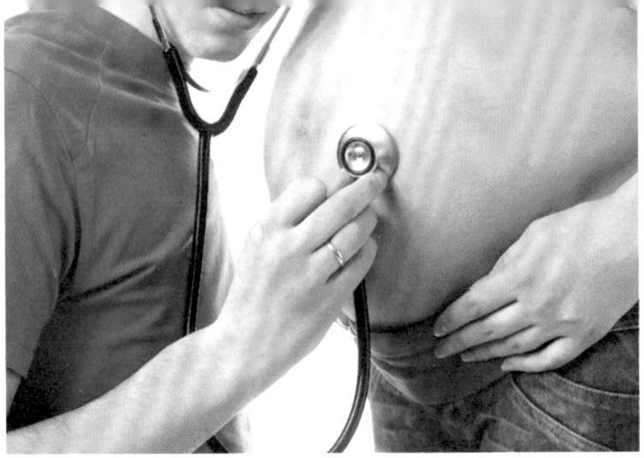

至於荷爾蒙治療無效的另外三成患者，就只能切除子宮。一般來說，約治療三到六個月，最長一年，若腫瘤都不見消退，就不需要再嘗試下去。

不過，在切除子宮時，也可嘗試保留卵巢，讓病患仍保留自行排卵的能力，未來再透過人工結合精卵的方式，以代理孕母的方式生育。

令人遺憾的是，代理孕母目前在台灣還是被禁止的，想選擇這種方式的患者，就必須評估是否有經濟能力到已開放的國家施行。這也導致許多想求子的夫妻得為此四處奔走、花上更高額的費用。事實上，國內討論開放代理孕母已經很多年，但我們的立法速度實在太慢，主管機關實在應該看見這些患者的需求。

◆子宮頸癌：

子宮頸癌的標準治療方式包括「子宮全切除術」與放射治療（有時候還會搭配化學治療）兩種。

若採取後者，因電療會直接對子宮組織造成傷害，基本上就沒有保留生育能力的可能性，再加上腫瘤細胞位於子宮頸，若透過陰道先行取卵，可能會有刺穿腫瘤細胞的風險，因此無法在治療前先進行凍卵。

若採取手術，如果是期別為第一期（淋巴腺尚未轉移），且腫瘤小於兩公分的患者，就有機會透過手術方式的調整保留子宮。依期別可分為兩種作法：

(1)、IA期【註2】：透過子宮頸圓錐狀切除術，將腫瘤切除。

(2)、IA二期至IB一期：做一般的子宮頸切除手術，但保留子宮，並合併子宮頸環紮手術（為了避免因子宮頸變短，未來在懷孕時，發生子宮頸閉鎖不全而流產的情況）。

現在凍卵、取卵的技術已發展成熟，從準備到取卵完成，往往不超過兩週，不至於影響患者原本的治療時程。但比較麻煩的是，隨年齡增加，卵子庫存量也愈來愈少，實務上不見得一次取卵就能取得足夠的冷凍存量。短至一個月，長則可能要花上三個月時間。為了不延誤治療，得同時與癌症主治醫師及生育保存團隊商討，以規劃出最適合的折衷方案。

放療時，採取卵巢吊高術，有機會保住卵巢日後排卵的功能嗎？

在放療時，有些時候，醫師會將卵巢向上吊高至骨盆腔外，以避開放療的照射。這種方式確實可以保護卵巢，保留日後的排卵功能。

但這種方式，比較大的意義是讓病患維持荷爾蒙的正常分泌，使患者不至於在治療後，太早進入更年期。

若是希望透過這種方式，讓患者可於治療後再取卵，由於吊高後的卵巢位置會在腹腔位置，取卵困難度也會變得非常高，因此，一般來說醫師不會建議病患這麼做。

【註2】

IA期：微侵襲癌。

IA一期：微侵襲癌，水平徑不超過七毫米，子宮頸基質侵襲小於基底膜下三毫米。

IA二期：微侵襲癌，水平徑不超過七毫米，子宮頸基質侵襲為基底膜下三至五毫米之間。

IB期：肉眼可見腫瘤侷限在子宮頸或顯微病灶範圍超出IA二期。

IB一期：子宮頸腫瘤直徑不超過四公分。

IB二期：子宮頸最大腫瘤直徑超過四公分。

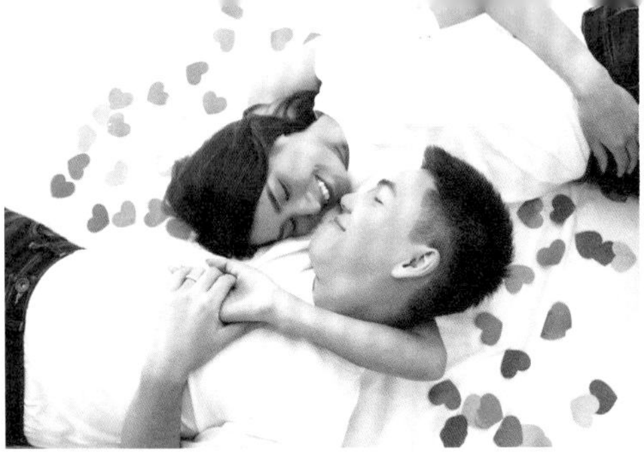

治療後，疾病控制穩定，就能準備生育

當治療結束後，待檢查確認癌症緩解，因癌症治療而引起的各種不適，也逐漸消失後，就可以開始準備懷孕。這沒有所謂的標準答案或評估標準，最主要還是看癌友的身體狀態。有些患者會擔心，懷孕可能增加癌症復發的機率，事實上，目前並沒有研究證實之間的關聯性。

不過，癌症的復發通常會在治療後的兩年內，若已經開始懷孕，卻又得接受癌症治療，就可能面臨胎兒安全與治療的取捨。因此，也可以休息約一至兩年後，再準備懷孕。

罹癌後的性困擾，多半來自心理因素

發現罹癌後，有些患者擔心疾病本身或治療會影響性慾與性功能。也有一些患者，在治療一、兩年後，仍感覺對性事冷感、提不起勁，回診來問是不是癌症治療引起的副作用。

其實，性慾最大的驅動力是來自大腦的思維，而非荷爾蒙，癌症本身對患者的性健康影響不大。即使開始接受治療後，通常只有在採取放射治療，且照射範圍位於生殖系統的情況時，才可能會對性功能產生傷害。

反而是因罹癌而導致的心理壓力，更常對病患的性生活帶來影響。畢竟對大多數的癌友來說，剛得知罹癌後，心情往往是恐慌、錯愕或焦慮的，對於性的渴望與需要，自然會被擺在較後面的順位。這是很普遍的狀況，不需要給自己太大的壓力，只要治療結束，心理壓力逐漸解除，就會再度關注到治療以外的其他需求，進而與另一半恢復原本的性生活。

但如果在治療後，還是難以回復與伴侶之間的性事，除了調適心態外，也應讓另一半了解自己的狀態，並進一步尋找具有性諮商專業的諮商師。台灣目前的性諮詢並不發達，醫生通常不會代為轉介。

PART 3
03

生育知識解惑篇Ⅱ：癌友想求子，愈高齡愈要積極

專家諮詢／長庚紀念醫院林口總院婦產部及不孕症主治醫師　尤星策
文字整理／李佳欣

隨科技進步，癌症存活率愈來愈高。根據國健署統計，國內癌症的治療成效在五年存活率上，已經將近六成。一些研究報告更發現，年輕的罹癌者，比起高齡罹癌者的預後更好，存活率也較高。這意味著年輕癌友們在考量治療成效與生命延續的同時，也需要思索日後的生活規劃，並盡可能維持住各種生理功能。

過去，生育經常是被癌友們忽略的議題，癌友們懷孕的比例不高。國際上一項研究，曾針對六千七百名癌症患者進行追蹤，發現十五年後，只有約五分之一的人能成功懷孕。其中，女性最常見的乳癌，懷孕率更低於平均值，只有將近百分之九。

治療消滅腫瘤，也傷害生殖細胞

以癌症常見的化學治療與放射治療為例，皆屬於「非針對性」的治療方式，因此在消滅腫瘤細胞的同時，往往也會傷害到正常的組織，當然也包括生殖細胞。此外，若是長在生殖器官上的癌症，如攝護腺癌、子宮頸癌、卵巢癌等，在手術切除腫瘤時，為確保能將腫瘤細胞清除乾淨，通常也得將這些器官一併切除。

化學治療是影響生育能力最常見的因素。因化療藥物具有一定的毒性，會抑制卵泡生長，使病患在治療過程中及治療後的一段時間產生停經的狀況。此外，人體內的精子和卵子是由體內精原母細胞和卵母細胞分裂而成，一旦化療藥物殺死了這些細胞，患者日後就無法再產生精、卵子了。至於放療，影響較小，多半發生在照射範圍包含骨盆腔的癌症中，像是生殖器相關癌症與直腸、膀胱、攝護腺癌等。尤其睪丸、子宮與卵巢組織皆位於骨盆腔內，在接受高劑量放射線時，很容易造成組織的破壞。

這些化療藥物，對生育能力傷害大

並非所有的化學治療都會對卵巢造成傷害，有些藥物危險性較低，且隨著藥物劑量、接受化療次數、患者年紀等，影響程度也有差異。而目前較常見、已知毒性較高的藥物種類，包括以下幾種：

一、高毒性：

- cyclophosphamide（癌德星）
- melphalan（威克瘤）
- chlorambucil（瘤克寧）
- busulfan（補束克）

二、中等毒性：

- cisplatin（順柏）

- carboplatinum（卡鉑）
- doxorubicin（阿黴素，俗稱小紅莓）

現在有些腫瘤科醫師與不孕症團隊已經有默契，當遇到未婚或四十五歲以下的病患，會主動詢問對生育的規劃、為患者轉介不孕症門診。尤其像是乳癌、血癌、頭頸癌或睪丸癌等化療藥多為高毒性的患者，醫師通常都會特別注意。

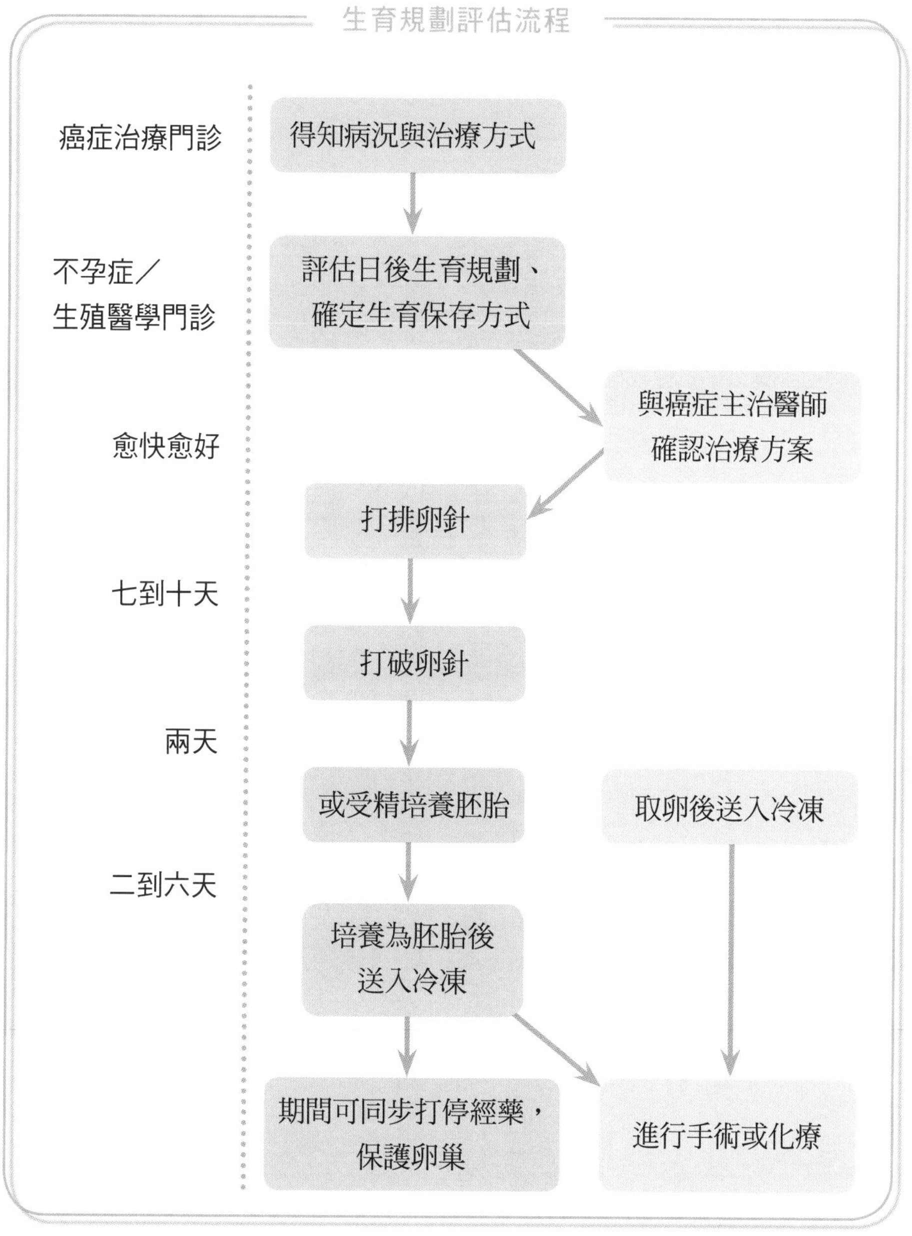

冷凍精卵或胚胎，約兩週即可完成

目前，生育保存最主要的方式，在治療前，先行取出卵子、精子或胚胎，加以冷凍保存。待治療結束、病情穩定，要準備懷孕時，再取出使用。有些人會擔心，打排卵針是否還得配合月經週期，事實上排卵針在任何時候都可以進行。

無論冷凍精卵或胚胎，都不在健保給付範圍內，花費至少要八、九萬起跳【註3】，若因經濟考量，也可在接受化療前，先以藥物注射（荷爾蒙抑制藥物）方式，讓卵巢呈現休眠狀態，減少化療藥物對卵母細胞的攻擊。

針劑通常每個月注射一次，每次費用約四千五百元至五千元不等（健保不給付），直到化療療程結束為止。根據一些研究指出，採取此方式的患者，卵巢早衰機率（百分之十四）較未接受此方式者（百分之三十）低，而日後懷孕機率（百分之十）則比未採取保護措施者高（百分之五）。

不過，從數據上來看，這種方式效果仍有限，只能算是非不得已的折衷作法。若經濟上可負擔，還是應該優先採取冷凍精卵或胚胎的方式。若想兩種方式都進行也可以，兩者並不互斥。

至於男性，方法單純的多，只有冷凍精子，且取精過程較單純，原則上門診中即可完成。除非精子的數量與活動力不足，才需要多次進行（建議中間間隔兩天）。

【註3】一般來說，冷凍卵子費用約為十至十二萬不等，冷凍精子費用為一到兩萬之間；冷凍胚胎費用則為十二萬至十五萬不等。

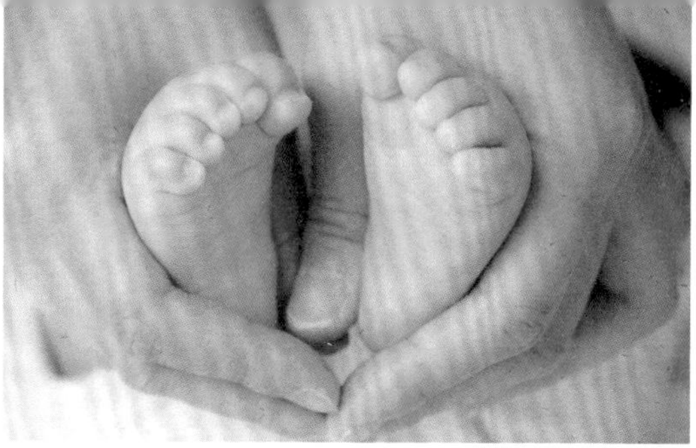

生育保存，愈早進行愈好

年齡愈高的癌友，卵子品質、數量愈低，受孕難度就愈高。如果真的非常重視生育需求，在決定生育保存的方案上，就需更加積極，最好在一決定要凍卵後，就盡快進行，以免需要多次取卵，耽誤治療時程。有位乳癌病患，得知治療計劃後，在手術前就到門診準備凍卵。第一次，她只取到一顆卵，但在術後，她尚有一個月的復原時間，足以進行第二次取卵，因此趕在化療前成功取到六顆卵子。此外，冷凍胚胎的懷孕成功機率會比冷凍卵子高，因此若為已婚的婦女，不妨選擇前者。【註4】

四十歲以上，懷孕機率減半

女性一生可排出的卵子量是固定的。當卵巢發育成熟時，卵巢可產生的卵子總量約一百萬顆左右，但之後便開始逐步遞減，且隨著年齡，遞減速度將愈來愈快。到三十七歲前後，卵子庫存量將變成兩萬多顆，到停經前，更只剩下一千顆左右。

此外，隨著年齡，卵子的品質也會開始下降。過去，醫界曾針對女性凍卵的難易度做過統計，三十至四十歲的女性，要取到約十五顆卵子，才有七成的機率生育成功；三十五至三十七歲，則得增為十八顆。一旦過了四十歲，即便冷凍近三十顆左右的卵子，也只有一半的機率有機會獲子。

較年輕的患者，生育能力較好，但比較容易因人生狀態尚未穩定，低估自己日後生育的意願。我曾遇過一位約二十五歲的血癌病患，在化療之前，經腫瘤科醫師建議到我的門診中進行諮詢。當時她並沒有對象，也堅決認為自己不想要小孩，最後並未採取任何保存方法。在治療兩年後，這位患

【註4】
現行法律規定，冷凍胚胎對象只限於已婚者。

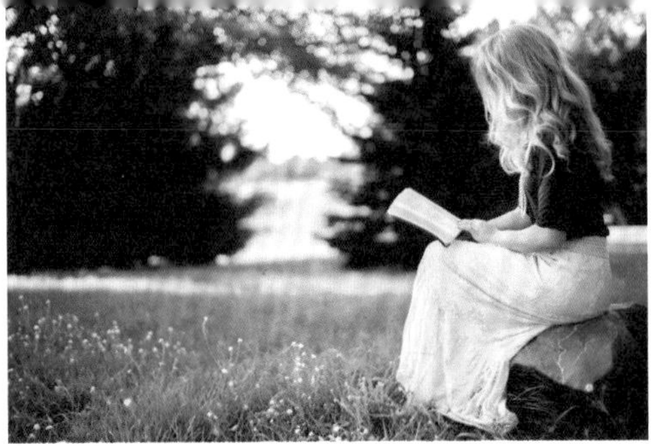

者有了交往對象，又回到門診詢問懷孕的可能性。然而檢測後發現，她的卵巢已失去功能，只能考慮領養或捐卵的方式。

不過，需要提醒的是，若患者發現罹癌時，身體情況非常差，例如血癌患者的白血球數過低或過高時，可能就需要以疾病治療優先，通常醫師就不會建議病患再花兩、三週的時間進行凍卵。此外，若是病人在超音波跟抽血檢查後，發現卵子庫存量已非常低，即便多次取卵，可收集的卵子數也有限，凍卵後成功懷孕的機率也不高，在評估上就不見得非做不可。

治療後，身體恢復得差不多，就應該盡快準備懷孕。有些患者會希望花一到兩年調理身體，並無不可。但若年紀較高，若真的想懷孕，最好還是儘早開始準備，畢竟懷孕的同時也可同步調理。一般來說，醫生不會建議患者吃健康食品，但最好避免高糖、油炸的飲食，維持正常的作息與運動。

其實，隨著社會觀念的改變，生育對許多夫妻來說，並非人生必定要完成之事，在跟年輕的病患討論是否凍卵時，很多患者也還想不清楚究竟是否要懷孕。我常常會告訴大家，重點是自己與伴侶都要先認清自我。

要是感覺自己還無法評估或想不清楚，也會擔心日後有遺憾無法釋懷，那寧可先做保存，為自己多留一個選擇的機會。但如果現在傾向不生小孩，且想像到日後就算後悔了，兩人也都能坦然面對這種遺憾，那就好好地專心抗癌，未來就好好地去享受無拘無束的兩人生活。不管選擇哪一種都很好，人生是自己的，沒有標準答案。

PART 4

兩關鍵，重返職場不再遙不可及

許多人年輕時會誤以為身體「很好說話」，趁還能吃苦，便忽視身體的警訊，認為到「未來」才能享福。但當我們破壞健康法則時，曾被糟蹋的健康可能會在無法預期的時候，給我們一記當頭棒喝！

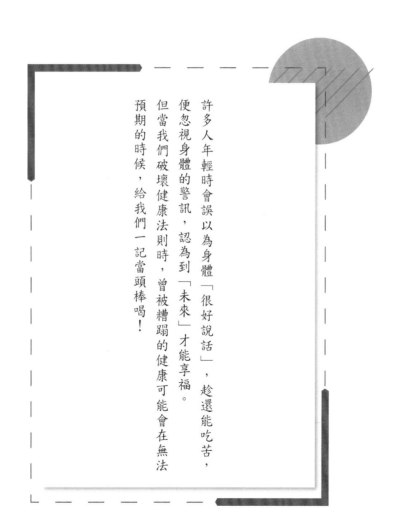

PART 4
01

心態篇：調整心態，是回歸職場最好的競爭力

專家撰文／財團法人台灣癌症基金會諮商心理師 方嘉琦
文字整理／李佳欣

對許多病友而言，癌症是人生中一項重大的打擊和考驗，它可能暫時打斷了人生理想計劃、破壞個人的前途，而且在抗癌的歷程中，產生各種掙扎、痛苦與放棄的念頭。真的非常辛苦和不容易，在我看來也是一種成功。

回歸職場沒那麼難！只要調整好心態

「當我主動告知雇主我的病情，我可以很明確地感覺到雇主的擔心。那種感覺真不舒服。」諮商室中，總是經常會碰到這樣的個案。

一位癌友，罹癌三年後想回歸職場，卻遇到許多挫折。一開始找工作，他試著不主動告知病情，「但為了隱瞞、為了配合工作量，到最後體力無法負荷，這時候想再向同事或雇主溝通，反而變得困難。」幾番經歷之後，他決定主動告知病況。雖然，可能得吃上幾次軟釘子，看幾次為難的臉色，

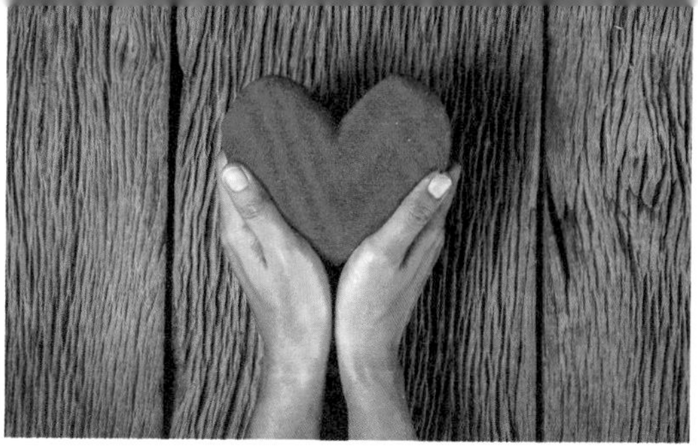

至少他能確保找到的工作與職場環境，是比較適合自己現況且能勝任的。

「生病之後，要重拾信心著實不易，內心有許多自我懷疑和批評自己的聲音，練習讚美自己原來這麼難！」說著說著便自己笑出來。這位個案以自己的經驗鼓勵其它病友，我們在一次課程的聚會中再度相遇，聽見他在讚美另一位沒有自信的病友，他的說辭比我在諮商室中曾對他說的話，更具力量和令人動容，我相信那是他不斷自我練習發展出來的能量。

「事實上，病友返回職場並沒有想像中困難。」他說，「只要具備良好的心態就行。」

「切記不可回到過去的工作模式。」聽他這麼說，我知道他指的是不要回到過去拼命三郎的樣貌，要懂得自我照顧，將健康放在所有先後順序的第一位。

成就固然重要，但健康不可忽視

許多人年輕時會誤以為身體「很好說話」，趁還能吃苦先忽視身體的警訊，到「未來」再來享福。但當我們破壞健康法則時，曾被糟蹋的健康可能會在我們無法預期的時候，給一記當頭棒喝。這也是許多病友們在生病之後分享的人生體悟：「成就固然重要，但健康真的不可忽視，在工作與健康之間取得平衡，才是長久之計。」

畢竟，為了賺錢，無法顧及自己的身體，根本不叫「賺」錢，我相信讀者會同意這句話，身體健康無法重來，真正懂得「賺錢」和「追求成就」的人會知道，唯有健康的基石，才能完成無限的夢想。

康復並重回職場，是許多病友經常面對的課題。一方面，癌友希望回歸職場，找回生活的重心；另一方面又不確定自己的身體能否承受職場上的快節奏與高度壓力。這的確需要好好地與自己的內心來一場對話。

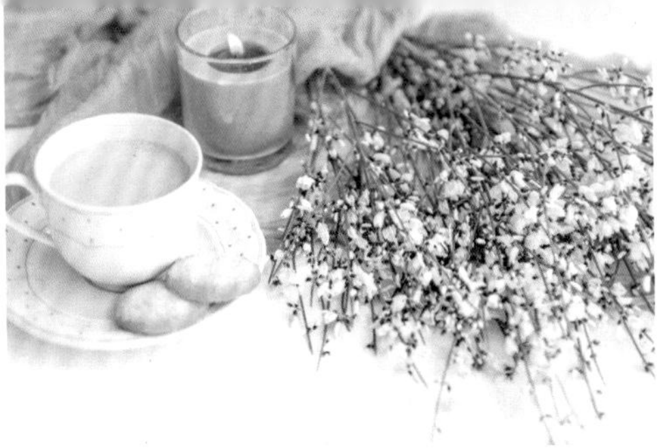

提供以下三點問題，希望有心想重回職場的病友，在回歸職場前先問問自己，是否已經做好回到職場工作的心理準備？

一、工作中的某些事、某些人和自己，在返回職場後，在心中的先後順序為何？

不管答案是什麼，請切記一件事情：你自己一定要擺在前面。

在我看來，每個人都扮演許多角色，可能包括家庭中的角色，例如太太、先生、孩子等；工作中的角色，例如員工、老闆等，這之間並不會因某一個角色不成立而影響另一個角色。好比，我可能不是個好老闆，但我可以是一個好的太太，兩者之間並不會互相牴觸；但如果我們試著加入一個角色叫作「自我照顧者」，唯有這個角色一旦做不好，其他的角色都會連帶被影響。

所以，請提醒自己，某些人事物再怎麼重要，也不該超越在你心中自我照顧的先後順序。照顧好自己並非自私的表現，而是懂得善待自己。適時設定、劃分工作和生活之間的界限、同事與朋友之間的界限，才有可能顧及更良好的生活和工作品質。

二、休息對你而言，是必需品？還是一種懈怠懶惰的表現？

研究指出，良好的工作之後，一定要搭配著良好的休息品質。很多病友在生病之前常是拼命三郎，若想在病後重回職場，這個工作模式勢必要調整，而不是像以往一樣，等到累了才休息。

休息本身就該規劃在日常作息之中，休閒娛樂並不代表懈怠、懶惰，不應該在放鬆的時候，感到罪惡感或內疚。其實，放鬆反而是提升對自己身心健康的敏感度，正視身心健康的任何警訊。職場的忙碌，有時會不自覺步調超速而耗盡心力，忘記停下腳步與自己的身心相處。所以，如果你的答案是後者，請開始學習將休息列為每日功課，趁休息時沉澱，並不斷地提醒自己，唯有健康最重要，學習愛自己。

三、是否懂得直接表達內心的需求？

如果回答為否，就得注意了！因為沒有任何一個人有義務在我們尚未表達自我前，就「應該」了解我們內心的需求。當我們對對方抱持這種期待時，其實是過度要求或自找苦吃。

「當你認為無需多言、別人應該會了解你的時候，跟對方的關係就會變得沉重。」

理想的互動，不論在伴侶、家庭還是工作中，都應將內心需求大方地說出來。有委屈就表態、有需求直接說出口、不猜測對方的心意或眼光，直接詢問清楚，反而更為輕鬆，這才是最自在的關係。

模糊的期待和猜測，往往是最令人焦躁的壓力來源，在職場中，過去的我們可能為了配合、討好他人或畏懼上司的權力關係，迫使我們不敢表達需求。但既然重返職場，想找回工作與生活的平衡點，就要試著不再因為配合、討好，讓自己變得疲倦。

追求理想，也要學會面對挫折

曾聽老一輩的人說：「成功很難，但不成功更難。」深覺是很有智慧的話。這句話在反思人生怎麼樣才可稱為成功。

對許多病友而言，癌症是人生中一項重大的打擊和考驗，它可能暫時打斷了人生理想計劃、破壞個人的前途，而且在抗癌的歷程中，感受過各種掙扎、痛苦與放棄的念頭。真的非常地辛苦且不容易，在我看來也是一種成功。

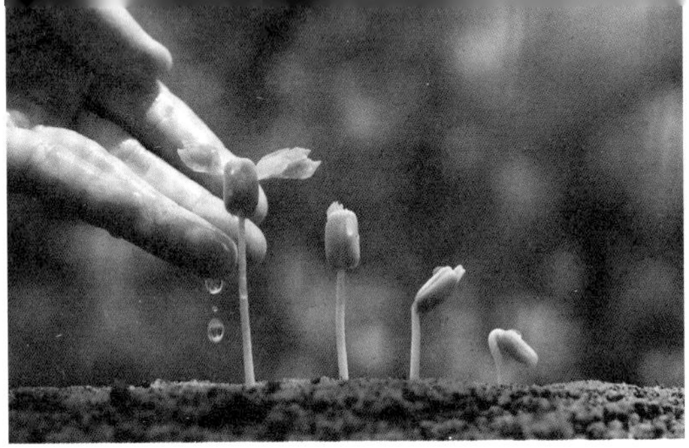

曾經多次在不同演講場合，與人分享早年在北護工作的經驗，記得校園裡有一條「癒花園小徑」，是依循著悲傷階段理論的意義而設計。在最後的出口處，有一座屋頂有洞的涼亭，無法遮風避雨。這個設計希望讓人了解到，人生的悲傷、失落或挫折事件，即便經歷一段時間的療癒後，也不一定會就此消失，而未來也可能還有其它的事件，等待我們學習去面對。

以下整理在諮商中病友們的一些分享，是在追求理想和回歸職場時，面對挫折時很棒的一些建議：

一、遇到挫折時，不鑽牛角尖在自己的缺點，而是將眼光放在自己擁有的優勢上。

二、適時讚美、鼓勵自己，甚至不要害羞做照鏡子的練習，為自己打氣後，再重新思考符合自己客觀、可行的目標。

三、允許自己的負面情緒，因為遭遇挫折時，產生負面情緒是人類的天性，不壓抑、批判它，而是坦誠地覺察它，並採取一些令自己感覺自在的措施或紓壓方式來排解。

四、不再一味的試圖跟職場中，或生活周遭的其它人做比較，羨慕、妒忌的比較心情並不會為我們帶來平靜和進步。學習將眼光放在自己身上就好，接納自己的各種狀態，做自己能力所及，無需一直「證明自己」。

五、透過一些靈性層次的學習，來建立遭遇各種挫折時的信念。信念是當人們經歷人生低谷時的心理暗示，可以協助我們維持自我效能感、保持較安定的內心，所以時不時可以藉助宗教或其它自我反思的機會，來累積屬於自己的信念。

自信建立是需要練習的

病友罹癌後，遇到身心、家庭和工作上的轉變，可能會因此受到打擊而自我懷疑。但一個人有沒有自信，端視他內在怎麼跟自己對話，如果遇到問題，內在語言習慣否定和懷疑自己，想必不會快樂，也無法重建自信。自我覺察是否有這種負面內在語言的情況很重要。

負面的內在語言，容易形成對自己的負面感受和評價，尤其在華人文化下，自我指責與批評的情形更是明顯，可能從小家庭的教養方式也較偏向「改錯」而非「讚美」的形式，導致我們內在語言也習慣使用這種方式。當我們生病時，生理和外貌上或許會有一些我們不喜歡的改變，心理上同時產生一些焦慮和害怕，生活適應上也因為身心狀態，可能會暫時失去一些原有的功能，通常也會讓這些負面的內在語言，變得更加劇烈。

若覺察到自己有上述的自我懷疑狀態，該如何改善呢？以下提供三點方法作為參考：

一、在生活中，尋找幾件一個人可以完成的事。

不論事情的大小，執行完成後，給予自己肯定，例如一個人去買菜、一個人去運動、一個人旅行等。因為生病之後，可能會有段時間陷入需要他人照顧和依賴他人的強烈感受之中，時間一久，便會對於自己獨立完成某些事的能力產生質疑。因此，重新在生活中找尋一些一個人的狀態與任務，建立承擔的責任感和獨立完成的信心。

二、練習享受，並記錄下生命中的美好時刻。

沒有自信的時候，我們常常做什麼事情都不順心，也常常處在焦慮和擔憂的感受之中，怕自己又發生了什麼、擔心自己做的不夠好、突然後悔起之前哪些事情沒能完成，卻忽略了活在當下。

有些病友在每一天結束之前寫日記，日記內容紀錄三件當天感覺美好和開心的事，然後靜下心，讓自己沉浸在享受那三件事之中。這種做法可讓自己在當下充滿能量，雖然明知道每天可能也有不好的事情發生，但正向的能量可以滋養內在，幫助自己不會只將眼光執著在不好的事情上。

三、學習將內在語言轉為正面、肯定的鼓勵用語。

或許在他人的眼光中，我們的條件不如從前、沒有達到世俗認可的價值，但切記，我們依然值得被愛和尊重，而這般生命的價值應該是無條件的。

請嘗試不斷表達喜歡自己的語言，例如我做的很棒、今天精神很好、我特別喜歡今天的樣子等，來經營自我內在中的自信和力量。一開始可能會認為這個方式非常彆扭或一定無效，但你還記得小時候的我們嗎？或者抬頭看看身邊的幼童，他們一定不吝嗇分享自己很棒的地方，小朋友天生就喜歡做擅長的事，然後廣為宣傳自己擅長的事，因而不斷增加好奇和旺盛的信心。

可惜的是，成為大人後，我們卻忘了這個能力，只強調自己的軟弱、忽略自己的長處，甚至羞於讚美自己。讓我們重新找回內在那個勇敢肯定自己的小孩，給予自己力量。

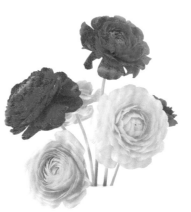

三大原則，應對職場溝通不困擾

當病友回歸職場時，可考慮把握以下三個「溝通」要素，讓職場主管或合作夥伴了解你的需求、化解歧見，找到合理平等的共識，才不會導致返回職場中更大的心理負擔。

原則一、主動告知

癌友較常提出的一個疑問和顧慮是：面試時，需要跟公司告知自己罹癌嗎？要說的話，應該怎麼說出口？

諮詢幾位公司主管，他們皆表示會希望面試時直接告知，希望被告知的用意在於主管可以評估身體狀況對工作的影響，例如是否需要固定請假進行治療，方便他們安排行程，以及提早跟相關的同仁說明等，但也不會隨便將疾病告知工作不相關的其他同仁。

研究指出，病友未能主動告知病情，多是擔心不錄用、異樣眼光、怕被否定工作能力、影響工作表現。但經常隱瞞的結果，反而會讓自己飽受更大的生、心理壓力。因此，建議大家盡可能不要因為擔憂工作而隱瞞病況，導致他人也不了解你的需求，最後工作超出自己能負荷的程度，更影響健康。

主動告知時，可以先自我肯定罹癌不是絕症，一定可以再次出發；同時告知會定期仔細檢查和追蹤，讓康復能力更好。

可能也會有病友問：「要怎麼跟同事說罹癌這件事？」其實以主管的立場，告知主管有其必要性，不過，是否需要告知同事，我認為病友可以自行拿捏，並非「一定」得告知，而這個拿捏的標準取決於這位同事跟你是否有工作內容上的交集、有需要這位同事的協助之處，或者你觀察過後，感受到的友善程度等等。

當你告知同事之後，可能也會遇到一些特別熱心的人。「但他們的關心反而讓我好有壓力，應該怎麼處理？」記得，要練習跟對方表達自己的感受，練習說出感謝對方的關心，同時也讓對方瞭解他的關心讓你感受到壓力，最後可以建議對方可以用什麼方式對待你，會讓你感覺比較好。

再來，如果同事表達「關心你還挑惕」之類的不滿，請記得「對方的情緒不是你的責任」！可以暫時離開那個不舒服的情緒現場，不用隨之起舞，用冷處理來等待對方想清楚，破壞關係並不一定不好，建立我們真正喜歡且自在的關係更重要。

原則二、要求平等

事實上，癌症也是某種慢性疾病，如同高血壓和糖尿病，只要獲得良好的照護、追蹤和控制，可以正常且穩定工作。因此，建議病友溝通時，應表現自信、主動要求平等，讓對方瞭解到，自己的要求並非不講理或想求得恩惠，不應該給予不同等的職場待遇。

原則三、隨時評估自身狀態

在職場中，病友需敏感自己的體力狀態，隨時評估是否因為工作忙碌而疏忽營養、休息與身體檢查。有些病友若擔心自己的身體無法負荷，但又有返回職場工作的需求，建議先求有再求好，先不在意薪水高低，而是能以較少心理壓力、感覺較為輕鬆的工作作為重新開始的嘗試。因為我們不可能面面俱到，希望發揮自己全部的能力，又可以沒有壓力，必須做一些取捨和平衡，讓自己慢慢適應。

PART 4
02

法律篇：熟知《勞基法》，不怕因病丟飯碗

專家諮詢／宇達經貿法律事務所所長、律師 呂秋遠
文字整理／李宜芸

癌友跟一般民眾遇到的勞資糾紛最大的差別可能在於，一般民眾出現勞資糾紛的因素很多，但癌友多半是因疾病導致請假過多、無法配合加班等困難，以致於公司刻意欺壓。

只要符合《勞基法》，老闆也無法隨意開除

碰到這種情況，很多癌友會主張，以《勞基法》第十三條來捍衛自身權益。此條指出：「勞工在第五十條規定之停止工作期間或第五十九條規定之醫療期間，雇主不得終止契約。」

其實，這個援引方式是不適當的。因為第五十條指的是女性產假權益，五十九條是因職災所致的死亡、失能、傷害、疾病等，這兩種都跟罹癌的概念不同。

有人可能會問，那是否應該在五十條、五十九條外，多增設一條明示，不能給予癌友歧視？但我認為，這種方式反而有標籤化效果，強化了癌友可能工作能力或狀態比較特殊的形象，反而影響更多雇主未來聘用癌友的意願。也因此，從目前的法律來看，《勞基法》並未針對癌友有不同處理方式，一旦進入勞資仲裁程序，乃至於到法院，處理方式與一般民眾的勞資爭議不會有太大差異。

事實上，回歸《勞基法》原先規定就足以避免癌友受到侵害了。因為依現行《勞基法》規定，若癌友病假、事假都符合相關規定，即使老闆對癌友工作成效不滿意，仍需要提出輔導改進措施或者以調職處理，循序漸進確認癌友是否沒有辦法勝任工作。如果老闆沒有漸行這樣程序，癌友可以向勞工局申訴。

由此可知，即使《勞基法》沒有特殊規定保障癌友工作權，但依現行的法律來看，公司要解僱癌友也沒有那麼容易。

即使體力差，仍可要求轉調適合工作

那麼，公司可以因為員工罹癌而予以資遣嗎？當然不行。公司要證明員工不能勝任的程序，沒那麼簡單。

重點在於，癌友本身能不能勝任工作。若員工得了癌症，導致不能搬重物，員工可要求公司轉任適合癌友的工作。公司經輔導後不成，還得要再適當安排。真的不能勝任，雇主才能解僱。

而且，要證明員工在工作上不能勝任，需要有考核、警告的過程，考核不過才調整工作。若癌友告知老闆罹患癌症後，明明仍可以勝任工作，卻被要求明天不要來了，這就涉及不當解僱，癌友可以去勞工局申訴。職，要符合程序才能解僱。

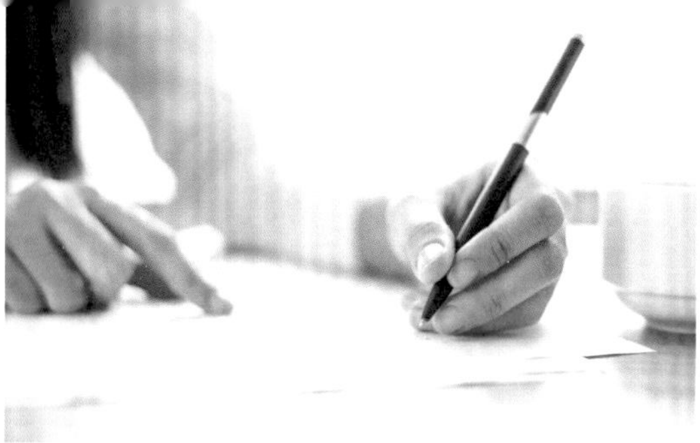

這些不合理的工作職場歧視、霸凌，癌友當然要挺身面對抗議，但如果是合理轉調，甚至身體真的到了需要休養的地步，或許就要靜下來想想，是否要優先考慮暫停工作？

例如癌友原先是搬運工，罹癌後因化療消耗身體大量能量，無法搬重物。經輔導轉調文書後，卻連筆都提不起來。這時，若仍堅持要公司無止盡花資源在你身上，似乎也不合理。

跟癌細胞作戰是長久的事，先休養身體或許才是當前要務，而不須一味執著自己為何被資遣。

癌友遭遇就業歧視，先蒐證再申訴

如果癌友評量自己的身體還可工作，但公司硬是說不行，恐構成了就業歧視，還可能涉及公然侮辱，這時，走《勞基法》伸張正義就是天經地義的事。

例如，按照《勞基法》與公司的規定請假了，老闆卻對員工說：「你這個禮拜一直請病假、一直看病，真糟！請了廢物。」這就是職場霸凌，可能涉及公然污辱。

當這些職場上的污名化、標籤化出現，或雇主、同事有霸凌舉動，第一步不要急著申訴，應開始蒐證。職場中大部分是言語訊息，蒐證容易，應先錄音、截圖各種證據後，再主張被霸凌、欺負，要求勞工局介入。

至於何時可尋求律師協助？事實上，只要發現有歧視、不公平對待、不當解僱的情況時，都可以先找律師諮詢。但這階段通常不一定提告，而是建議先蒐證。歧視跟霸凌都是持續性的，等獲得足夠的證據時，再針對歧視或者不當解僱提告。

特別提醒癌友，勞動部都有編列預算處理勞資糾紛，可以補助律師費用，癌友如面臨勞資爭議，可以到各縣市法律協助基金會洽詢。

透過疾病調整人生，關注自己的平衡

癌症是個不可預期的疾病。罹癌後，應先建立信心，與癌症共存，讓癌症不要繼續惡化，慢慢讓自己身心回復到癌症侵襲前。這是癌友自己本身需要建立的基本信念。

在生活上，我建議不要給自己這麼大的壓力，健康是最重要的。「若健康是零，沒有了健康，乘上後面再大的數字都是零。」沒有了身體，什麼都沒有了，把焦點放在賺多少錢，你會好累。

沒了工作很重要嗎？我時常做家事訴訟，我發現人生過了四十五歲，尤其中產階級，大部分問題都不是來自工作，能否升總經理、能賺多少錢。真正的問題都是家變，跟父母關係、子女關係、配偶關係。可能來自自身，也可能是別人拖累了我們。

因此，面對癌症，不該去想工作跟身體平衡，而是你已經沒有平衡了。你應該將大部分的的心力，先放在自己身上，而不是怎麼保住這份工作。

我不認為癌友邊治療邊工作是好選擇，但有人考慮到需要賺錢生活，不妨先把工作做個整理，換個讓自己愉悅的工作，在少賺一點錢的情況下，把重心放在讓身體得以應付隨之而來的各種治療。也要適時尋求家庭成員的支援，千萬不要試圖隱瞞或嘗試自己平衡。一旦隱瞞，更沒有人能幫你抗癌了。

在台灣只要肯做，一個月兩萬兩千元都可以活下去，別把自己放在沒有生病的標準中。先放寬標準，等身體照顧好，隨時有機會重返職場。

簽契約之前，先確認內容對勞工是否友善？

要重返職場時，與雇主簽訂勞動契約前，也要記得確認內容是否有不利勞工之處。比如，「老闆有隨時終止定期契約的權利，但勞工想提前終止契約，卻必須經過老闆同意。」這就是不合理的契約內容。

此外，也要注意，若契約期間突然不想工作，是否須負擔違約金。罹癌後，突然要中斷工作的機會比較高，若違約金太高，就需要考慮是否適合簽約。

除了工作，癌友常碰到的法律議題

在法律實務面上，最常碰到癌友的問題不只工作權益，還包括家事爭議，有需要時，也可以找律師諮詢：

一、繼承與遺囑。

癌友得了癌症後，很多人會開始預想不幸過世，財產該分給誰？包括未來如何分財產、保險金給誰、遺囑應該要怎麼撰寫等等，這些都應該事先設想、提早做規劃。

二、長輩與子女扶養問題。

年輕一點的癌友，可能會擔心沒有能力扶養爸媽，甚至小孩剛出生，監護權不想給配偶等等。

三、配偶離婚。

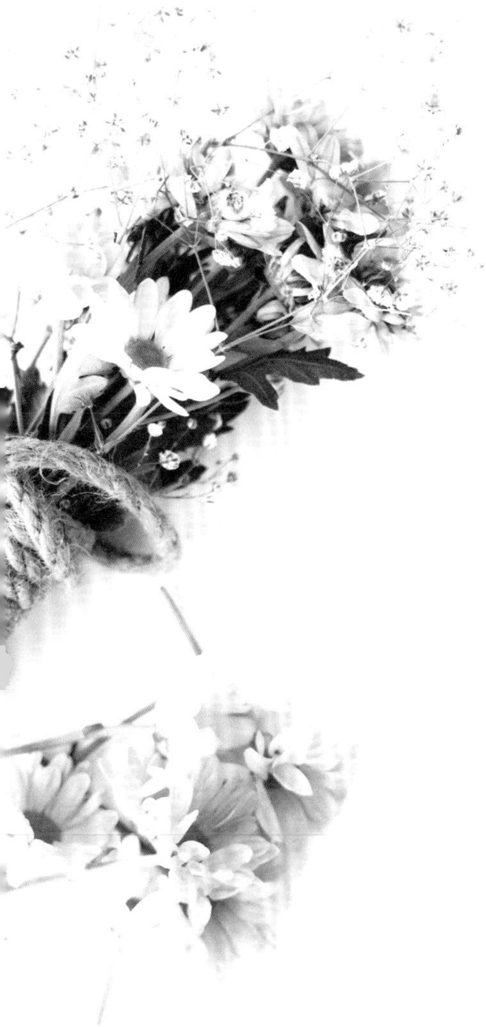

PART 5

風險規劃，癌友最堅強的經濟後盾

年輕癌友的人生因為罹患癌症走調，職涯的巨變，甚至重擊與伴侶之間的感情；若是初期癌症，多半採取積極治療；若是晚期癌症，將面臨轉移與死亡風險，就有身心適應的需求，須及早轉介社工。

近年，癌症治療成效愈來愈好，成功抗癌例子愈來愈多，然而抗癌所需付出的經濟代價和健康損失的補償需要，也比過去還大。

PART 5
01

社會資源篇：罹癌後，哪些社會資源可以幫我？

專家諮詢／中華民國醫務社會工作協會理事長 溫信學
文字整理／李宜芸

在醫院裡會見到部分年輕癌友面臨多重困境，最常見的三大需求，包括經濟、照顧，及安置與復健需求。年輕癌友亦會面臨照護支持體系薄弱困境，甚至對於罹癌一事，難免會自覺造成父母負擔，罹癌罪惡感襲上心頭，雖然不想依靠父母照料，但在資源有限下，內心總會有許多糾葛與掙扎。

根據一〇七年底衛福部國民健康署公布的最新的癌症登記顯示，罹癌年齡中位數是六十三歲，仍為中高齡，但其中二十至四十四歲稱為年輕癌友，佔所有罹癌人口一成左右。這群年輕癌友因罹癌所面臨的衝擊與困境，跟中高齡相比不完全相同，甚至未來能協助度過治療階段的資源也相對不豐富，在福利的光譜中，年輕癌友的資源是一大缺口。

年輕癌友正開枝展葉的人生，因為罹患癌症走調，職涯的巨變，甚至重擊與伴侶的情感；若是罹患初期癌症，因為醫療技術進步，多半採取積極治療；如果是晚期癌症，直接面臨轉移以及死亡風險，就有身心適應的需求，也須及早轉介社工。

年輕癌友陷入經濟、照顧、無家可歸的困境

在醫院裡會見到部分年輕癌友面臨多重困境，最常見的三大需求，包括經濟、照顧，及安置與復健需求。

因為需要配合各種治療療程，例如乳癌患者需接受手術，惡性腦瘤病患需接受放射線治療，肺癌患者需要進行化學治療，三不五時必須請假住院診治或回診，除了必須支付的醫療費用外，在職年輕癌友，容易因為請假就醫，或體力狀況無法勝任原有職務，在職場面臨耳語、歧視等壓力，最後不得選擇去職或「被離職」。中斷就業立即會面臨薪資短缺、福利保障中斷等困境。為了邁向康復，癌友可能需要購買營養補充品，也會造成負擔。例如口腔癌患者，每天需要管灌營養品來維繫身體，平均單罐價格約莫六十至七十元，依個別差異每天或需八至十罐，相較於日常伙食費用更高。而年輕癌友因為非老非殘等因素，較難符合政府中低收入戶等法定福利資格與身份，通常不易獲得政府經濟補助。

年輕癌友亦會面臨照護支持體系薄弱困境，受少子化影響，諸多癌友面臨無手足、單身未婚等狀態，除可能邁入年老階段的父母外，整體家庭支持能力是脆弱的，在孝道倫理的光影下，年輕癌友對於罹癌一事，難免會自覺造成父母負擔，亦是不孝，罹癌罪惡感襲上心頭，雖然不想依靠父母照料，但在有限資源下，內心總會有許多糾葛與掙扎。倘若因病無法返家，社區的照護機構又高度不足，年輕癌友將面臨有家難回與社區安置的困窘。

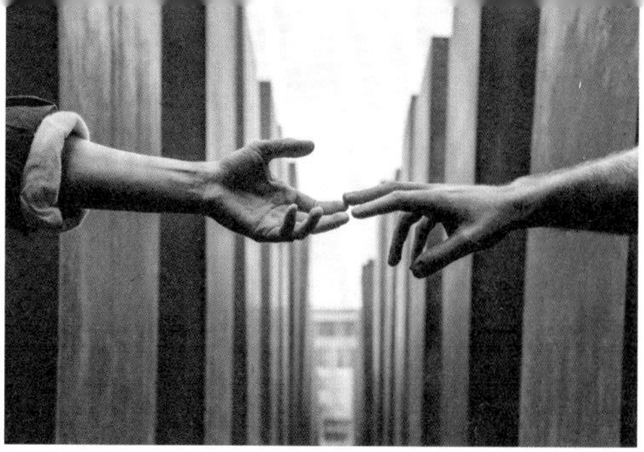

在政府資源有限的情況下，民間社會資源就扮演重要角色，許多公益組織、病友協會、癌症相關基金會、慈善團體與善心人士，就成為連結與彌補政府資源匱乏的最佳平台，這些民間組織匯集財務資源、物質資源與人力資源，在以癌友為中心的理念下，適當地提供服務來協助癌友克服治療過程的壓力、滿足他們的需求。

為使資源有效運用，這些組織與醫院內部多會聘請社工師（員）進行專業評估，從家庭關係、醫療需求、就業資源、經濟條件，與婚姻狀態等面向進行周全的評估，也希望癌友自立與互助，對於他們自身擁有的能力與條件也進行盤點，充分做好評估、媒合、服務輸送與關懷等角色。從臨床實務觀察，單身癌友與已婚有子女癌友相比，多數的慈善組織或善心人士，比較願意給予有孩子的癌友補助，因此單身癌友相較下，最不容易獲得協助，所以更需要透過醫院社工師的倡導、代言，連結社會資源來銜接癌友需求。

不管是物質或社會資源的串連，核心目的都是希望癌友能夠獲得身體與心理的康復與支持，最終讓年輕癌友邁向自助、自立。這需要醫療體系、家庭與整體社會充分支持及接納，包括規劃讓年輕癌友康復後，能夠順利重返職場、回到社區生活，真正獲得生命重生。

誠然愛的力量無所不在，惟社會資源也有侷限性，因著城鄉落差，不少年輕癌友還是會面臨就學、家庭照顧與就業的困難，這部分還需要更多企業、專業團體、政府部門共同出力，規劃能符合癌友需求與發展的健康服務網絡，特別是針對資源弱勢地區，要灌注具體資源與人力，以擴大服務滿足所需。

年輕癌友罹癌，人生規劃需要重新調整，面對疾病帶來的挑戰，除與醫護專家共同並肩抗癌外，在生活與心靈層面，還有醫院社工師、民間社會公益組織可以伸出援手與支持，讓年輕癌友在抗癌路上不再孤單。

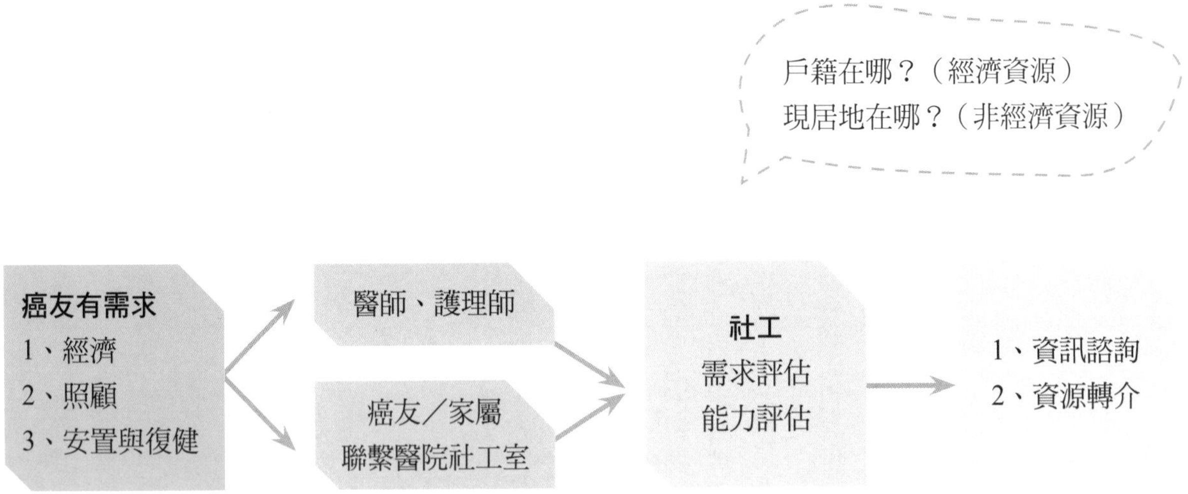
戶籍在哪？（經濟資源）
現居地在哪？（非經濟資源）
癌友有需求
1、經濟
2、照顧
3、安置與復健
醫師、護理師
癌友／家屬
聯繫醫院社工室
社工
需求評估
能力評估
1、資訊諮詢
2、資源轉介

遇到困境時，我該找誰？

想一想，哪些可能是我需要的資源？

類型	特性	內容	資格
經濟資源	多為現金補助	經濟資源包括：申請醫療費、看護費、生活費或喪葬費用補助。	需經戶籍地之縣市政府社會局／鄉鎮區公所進行審查與資產調查。民間公益慈善團體自行評估補助。
實物資源	生活輔具	不同癌別有不同的需求，常見的輔具如輪椅、義肢、氧氣製造機、抽痰機等，依單價高低，可申請免費借用二手輔具，或符合縣市政府補助標準下，自行購置與申辦補助。	可向醫院社會工作室／社會服務室詢問是否有免費輔具可借用。如需自行購買，則可於事後經戶籍地之縣市政府社會局／鄉鎮區公所進行審查與資產調查，符合者得享不同比率補助。民間公益慈善團體自行評估補助。
	醫療耗材	依不同癌別有不同的需求，如義乳、假髮、療養食品、紙尿布、濕紙巾、衛生紙等。	
人力／照護／服務資源	看護、護理、生活照顧	提供癌友所需居家護理、居家服務。	可由醫院協助轉介社區照顧單位。

資源類別		資格	內容
政府資源	福利身份	中低收入／低收入／身心障礙。	身心障礙福利、賦稅減免等。例如，因癌症造成生理障礙，如罹患骨肉癌截肢，可申請身心障礙，獲得身心障礙福利、賦稅減免等。
政府資源	福利組織（財團法人、社團法人）	須有重大傷病卡。	由醫師診斷確定是重大傷病後，即可向健保分區申請重大傷病證明，將可減免健保自行負擔費用。
非政府資源／社會資源	福利組織	須視各單位規定。	提供經濟上援助、專業諮詢、病友關懷支持、居家照顧、實物補助、身心靈課程培力等。
非政府資源／社會資源	宗教慈善組織	可能會限制相同信仰教友，部分團體僅會補助特定疾病。	以經濟援助、靈性關懷居多。
非政府資源／社會資源	病友團體	如台灣癌症基金會、骨髓移植關懷協會，或各醫院的病友團體。	同病互助、到醫院、到府的關懷慰問。部分病友團體提供就醫接送服務。

備註
*政府的福利資源多綁定戶籍，例如，戶籍在台中，但工作與治療在台北，就需要在戶籍地台中申請。 *上述資源病人有自主性，可依自己需求選擇申請或不申請。
*重大傷病範圍包括三十大類，其中一類是「需積極或長期治療之癌症／惡性腫瘤。」

經濟困頓，請撥打1957急難救助專線

衛生福利部的「1957」專線，每天上午八點至晚上十點皆提供專業諮詢服務，協助遭逢急難的民眾恢復正常生活的援助措施。可參考網頁：https://www.mohw.gov.tw/cp-190-226-1.html，專頁上有相關提供急難救助之民間團體清單。

資源	服務內容
財團法人台灣癌症基金會 https://www.canceraway.org.tw	提供急難救助金、營養品補助、康復輔助品、醫療交通補助、癌症家庭子女獎助學金、營養指導、醫護諮詢、心理諮商、保險諮詢、身心靈康復課程、友伴分享支持團體、社會資源連結等。
財團法人乳癌防治基金會 https://www.breastcf.org.tw	病友座談、乳癌諮詢講座。
財團法人癌症關懷基金會 https://www.myccf.org.tw/helpyou	以癌友營養飲食諮詢為主。
陽光社會福利基金會 https://www.sunshine.org.tw/	以口腔癌患者為主，提供醫療、復健、輔具、生活、交通、營養相關經濟補助、生理復健、諮商、就學就業輔導、居住服務等。
財團法人癌症希望基金會 https://www.ecancer.org.tw	病友活動、營養與心輔等諮詢服務、課程活動、康復用品租借、成長團體、急難救助、營養品、交通等資源補助。
育田基金會 https://www.mercyland.org.tw/?page_id=269	癌友家庭經濟補助。
中華民國乳癌病友協會 http://www.tbca-npo.org.tw/Society.aspx?id=44	康復用品租借、諮詢專線。

PART 5
02

保險篇：保險產品種類多，究竟該怎麼選？

專家撰文／健康險網站「好險在這裡」總編輯暨
台灣癌症基金會專家顧問　李柏泉
文字整理／李佳欣

在所有疾病、傷害醫療中，癌症無疑對生命威脅、心理折磨、家庭經濟耗損最劇烈。過去，癌症治療成功率不高，生命的損失較受重視。但是近年來，癌症治療成效愈來愈好，成功抗癌例子愈來愈好，雖然這是令人振奮的事，但抗癌所需付出的經濟代價和健康損失的補償需要，也比過去還大。癌症發生的風險高不高？以一〇五年度癌症登記報告可知，平均每四分五十八秒就有一人得到癌症。因此，如何在經濟上做好準備，已成為每個人必須提前預備的課題。

罹癌的經濟風險，可能比生命風險更困擾

先讓我們了解一下，發生癌症後可能面臨的人身風險。一般來說，可以分為三大面向：生命價值損失風險、醫療費用風險、健康損失風險。

一、生命價值損失風險：

以正常壽命活到八十歲來看，愈早身故，對家人的損失愈大。除了情感上的悲傷，要是在青壯時期就離世，家人也會頓失原本仰賴的經濟支柱，損失比高齡者的罹癌更大。

二、醫療費用損失風險：

雖然健保提供了基本醫療給付，也對重大傷病患者免除就醫部分負擔，但對於較新穎的醫療方法，往往不在健保內，自費比例和費用負擔也會愈高。舉凡住院期間的病房升等差額、昂貴醫療特材、手術或放射治療設備、藥物治療、長期門診往返等，健保都無法涵蓋。

三、健康損失風險：

癌症本身及治療過程，對身心健康衝擊很大，需要長期休息保健、療養復健，會有一段時間無法上班維持收入。沒有家庭成員協助的癌友，甚至還需要聘請看護照顧。但更差的結果是，癌症本身或治療帶來的生理、心理嚴重失能，例如臟器功能、咀嚼吞嚥或言語機能、手腳肢體功能、神經障礙衍生的認知功能障礙等，都會永久性地影響正常生活與患者的工作能力。這些影響都意味著未來可能無法再回到同樣的職場工作賺錢，長期累積的損失往往比醫療費用本身還多。

舉個實例來說，曾有三十八歲肺腺癌末期的病人，職業是工程師，罹病前就已結婚、女兒也剛出生。起初的治療，口服標靶藥可健保給付，同時化療，醫療花費不太多。但兩年後，腫瘤轉移到腦部，在手術治療後右側肢體偏癱，也出現記憶、認知功能障礙。

雖然，醫師告訴他，原先的肺癌在確定基因突變型別後，可採取第三代口服標靶藥，但藥物需自費，一個月下來，最少需要十幾萬，若要每日服用，

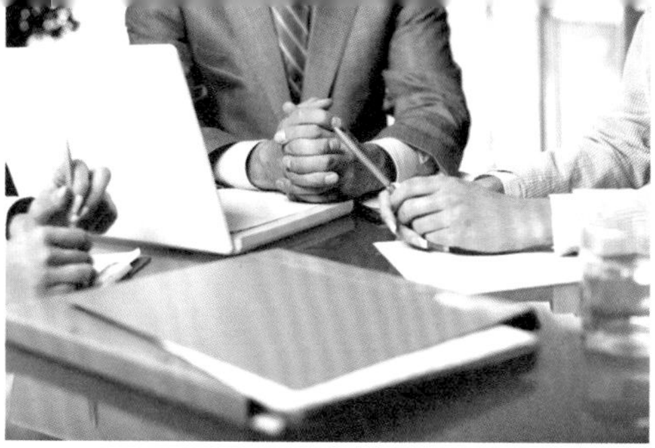

恐怕得花上三十幾萬。且除了抗癌，還得定期復健，才有機會脫離失能，不靠家人照顧起居。

此刻所面臨的經濟風險，就包括自費醫療支出、長期療養復健，與無法工作的健康損失。如果有一天他離世了，對太太和幼女而言，就是家中重要經濟支柱的生命價值損失。太太將需要獨自扶養幼女長大成人。

轉移風險，需提前規劃

風險可以預判在哪，轉移風險以獲得經濟上的補償，就變得非常重要。

通常，風險規劃可從兩方面來看：一是儲蓄，一是保險。

一、儲蓄：

存錢不必然是為了癌症準備，可能是為了子女教育基金而儲蓄、為了存頭期款買房用，也可能是為了退休需要，或者有任何未預期事件發生時的緊急預備金。

儲蓄方法是用自己的錢預備未來支出，會影響儲蓄成果有兩大原因，一個是還沒存到目標時，事情就發生了，以致於儲蓄不夠用。另一個是收入停止，無法繼續儲蓄，原本的積蓄終有用罄的一天。

二、保險：

由眾人繳一點錢，集合成一個基金，發生事故需要急用的人，照當初約定的條件和金額領出來用。它的好處是平時繳少少的錢，等真正需要用到時，就能應急。

其中，保險被設計出許多能滿足不同需求的類型，對應三大風險的保險類別如下：

◆**生命價值損失風險：**終身壽險、定期壽險、投資型保險。

◆**醫療費用損失風險：**實支實付住院醫療險，定額給付的日額型住院醫療險、手術險、分項給付型癌症險。

◆**健康損失風險：**整筆給付型（癌症險、重大疾病險、健保型重大傷病險），與定期給付型（失能扶助險、長期照顧險）。而定額給付的日額型住院醫療險、手術險、分項給付型癌症險，最主要的功能就是填補健康損失。

這些琳琅滿目的保險內容，各有其功能。

一、實支實付住院醫療險：

以實際醫療費用收據，在預先投保的保額內理賠。

給付項目包括：病房差額（含膳食費、特別護士以外的護理費）、住院醫療期間醫療費用（例如健保應自行部分負擔、自付差額、自費醫療）、住院手術費用、門診手術費用。

由於醫療費用收據正本只有一份，如果投保的保單需要持正本理賠，又覺得投保的保額不夠愈來愈高的自費醫療，可以覓保接受副本收據理賠的保單，政府則規定從一〇八年十一月八日起，包含正、副本收據理賠的保單，每人最多三張。

二、日額（定額）型住院醫療險：

不需以收據申請理賠，以實際住院日數，乘上投保的日額，例如投保日額兩千元，住院共十日，就會理賠兩萬元。

有些保單給付項目另包含出院療養金（根據住院日數計算）、住院前後各兩週內，相同疾病傷害的門診治療保險金、手術保險金（不同手術不同理

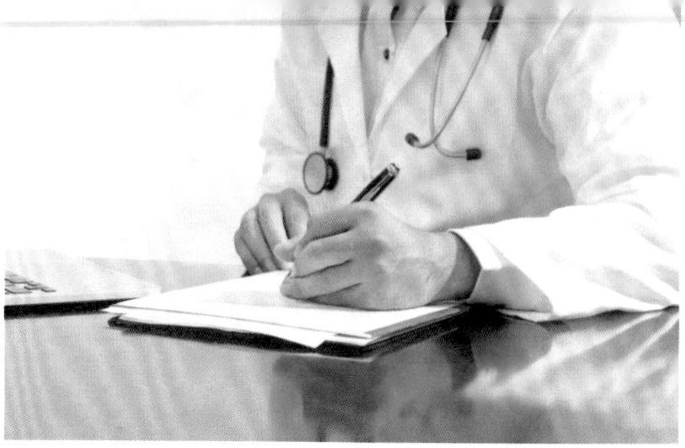

賠倍數計算）等。

三、手術險：

約條列一千五百項以上手術，或特定處置項目，分門別類，而且預先訂出了不同手術、處置的理賠倍數，乘上預先投保的保額。

例如：投保兩千元日額，假如乳癌全乳房切除術的理賠倍數訂為三十倍，雖然此項手術受有健保給付，費用收據為零，但不需拿出收據，憑醫生診斷證明文件，就會理賠為六萬元（兩千元乘以三十倍理賠倍數）。

四、分項給付型癌症險：

預先投保需要的單位數，不用就醫收據，以符合給付項目的醫療內容，憑醫生診斷證明文件給予理賠。

常見給付項目包括：初次罹患癌症保險金、住院醫療保險金、出院療養金（按住院日數計算）、手術醫療保險金、門診醫療保險金、化學治療保險金、放射治療保險金、骨髓移植保險金、義乳重建保險金、義齒重建保險金、義肢裝置保險金等。近年也有保單新增標靶藥物治療保險金。

投保單位數愈高，理賠金額便愈高，但不同保單設計給付項目各有不同，理賠條件也有差異，例如有些保單會限於癌症直接治療，有些則包含癌症併發症治療。

五、整筆給付型保單（癌症險、重大疾病險、健保型重大傷病險）：

符合癌症定義，憑診斷證明文件、病理檢查報告等，即一次性給付整筆理賠金。金額多寡，於投保前就要先確定，理賠後保單效力終止，不會再有給付。

整筆給付保單包括癌症險、重大疾病險（癌症為七項重大疾病的一種）、健保型重大傷病險（有二十二類健保核發重大傷病證明的傷病項目，癌症為其中一類），此三種保單的癌症定義稍有不同。

六、定期給付保險（失能扶助險、長期照護險）：

此外，癌症本身或治療過程的失能率很高，像切除器官、化學治療與放射治療後遺症。較輕的生理失能，需要更長期療養復健，較嚴重的生理失能，會終生影響工作能力，甚至自理生活能力。

而失能扶助險及長照險保險金都不限定用途，且為定期給付，供保戶自由運用於療養、看護、生活等所需，或者供作收入替代來源。

七、失能扶助險：

將生理失能分成九類（神經、眼、耳、口、鼻、胸腹部臟器、軀幹、上肢、下肢）障礙，失能程度分成十一級，理賠時，先看屬於哪一類，再看依照一至十一級的失能程度，按不同等級比例計算失能保險金。

例如，屬於一至六級內，每月（或每年）定期給付生活扶助金，當初投保五萬，每月就理賠五萬，直到身故為止。

八、長期照顧險：

包含生理功能障礙和認知功能障礙。前者主要針對進食、移位、如廁、沐浴、更衣、平地行動六項生活自理功能評估，有任三項經評估需要扶助。後者對於特定疾病範圍下，經過失智評估為中度，且對時間、地點、親近的家人三項辨識能力，有任兩項出現經常性辨識障礙、只要生理或認知其中一種功能障礙，就給付一筆長期照顧保險金。並每半年（或每年）定期給付長期照顧分期保險金，比如投保兩萬，每半年理賠十二萬。

社會保險、公司機關團體保險的保障有限

保險內容如此之多，保費預算又有限的情況下，如何將錢花在刀口上，常令人頭痛。有些人會困惑，不是已經有社會保險、公司機關團體保險等保障了嗎？這些又跟個人的商業保險規劃有何不同？該怎麼綜合規劃考量？

讓我們再來了解一下，目前社會保險與公司機關團體保險的內容。

一、社會保險：

指的是勞工保險、公教人員保險、軍人保險、農民健康保險、國民年金保險等，與自己的職業身份有關。但目前，除了勞工保險，其他社會保險只有「失能給付」、「死亡給付」，在醫療費用損失的風險上，沒有實質幫助。

勞工保險提供「失能給付」、「死亡給付」外，尚有「傷病給付」。指的是在勞保加保期間，每次住院醫療的第四日起，只要沒有領到公司的薪水，就會照自己「平均日投保薪資」的半數給付。

例如：平均日投保薪資是一千五百元，半數為七百五十元，住院醫療十日，向勞保申請第四日起，共七日的傷病給付，金額為五千兩百五十元（七日乘以七百五十元）。

二、公司機關團體保險：

若雇主有為員工投保團體保險，而且保險內容包含疾病住院醫療、手術、癌症、重大疾病等給付，便可向團保承保公司申請理賠。

不過，社會保險與職業身份、是否在職加保、屆齡退休等有關，可能因資格變動而影響保障效力，給付金額通常也不高。團體保險則會受雇主投保意願、投保內容及離職後身份變動而有影響。因此，這兩項保險可當作福利津貼性質，並不適合當作個人整體規劃的一環。

適當的保險規劃，應衡量家庭角色、責任、年齡：

家庭責任	需求內容	適合保險內容
有家庭責任的經濟支柱	生命價值損失風險 醫療費用損失風險 健康損失風險	定期壽險、實支實付住院醫療險、日額型住院醫療險、手術險、癌症險、重大疾病險（重大傷病險），或失能扶助險
單身，或有配偶但無子女	醫療費用損失風險 健康損失風險	實支實付住院醫療險、日額型住院醫療險、手術險、癌症險、重大疾病險（重大傷病險），或失能扶助險
初入社會新鮮人		實支實付住院醫療險、日額型住院醫療險、癌症險、失能扶助險
初老年人		實支實付住院醫療險、日額型住院醫療險、手術險、癌症險、重大疾病險（重大傷病險）、長照險（或失能扶助險）

但投保額度應當多少？不同的險種原則不同。以下是一些基本建議：

◆實支實付保單：

較早期的投保，每次住院醫療費用可理賠額度都很低，例如六萬，對於醫療過程日趨昂貴的新穎治療相關設備費、特殊醫材費、藥費有可能會顯得不足。合理的可用額度應投保到至少每次住院三十萬，不妨先扣掉已保的額度，當作加保的缺口，再覓保可填補缺口的保單，並以此決定要加保一張還是兩張。

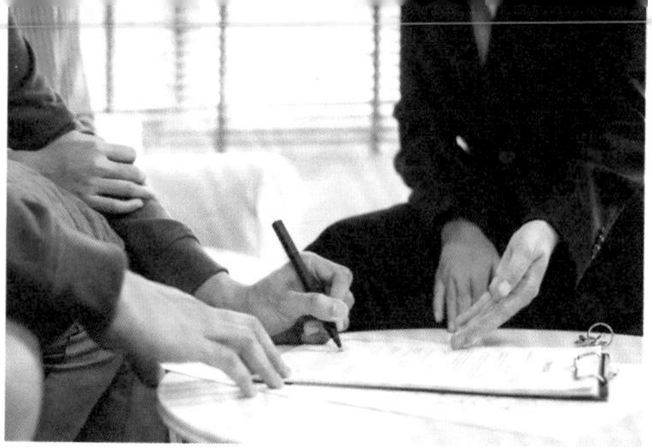

◆整筆給付的保單：

可以考量一次理賠至少一百萬元。

◆定期給付的保單：

應衡量自己需要的生活費或收入替代率作足額規劃。特別是失能扶助險，這種保險每月理賠生活扶助金，所以可規劃成收入替代來源。

有許多人會困惑，需不需要因應長壽社會，而規劃終身保障型保單？終身型保單比定期型保單貴許多，原理是定期保單每年繳費，保費隨年齡增長而增加，終身型則在二十年期間內集中繳完，保費自然高。

規劃保險時，第一步不是先決定投保終身或定期，而是先確定自己的需求，應該納入哪些保險內容；第二步是評估自己每份保險內容應該保到多少理賠金額，保多理賠多，保少理賠少；第三步才是根據要保哪些內容、各保多少金額，再根據自己能挪出的保費預算，挑選終身為主還是定期為主，或是部分終身部分定期。

例如四十歲中年有家庭的人，第一步先討論好需要規劃哪些保險，包括了壽險、住院醫療實支實付險、手術險、重大傷病險、失能扶助險等等，第二步思考每種保險各應該投保到多少保額，才足夠轉嫁家庭跟自己的風險。由於終身保險保費高於定期保險許多，第三步則是衡量自己的預算額度，可以都保終身保障，或是都保定期保障，或是部分保險保終身，部分保定期。

罹癌後，才想到要投保，該怎麼辦？

如果來不及規劃投保便得了癌症，或者罹癌治療後，深覺保險不足時，想再投保是否可行呢？保險是建立在危險事故不確定會不會發生、不確定何會發生的「射倖性」原理上，讓健康的人加入，向健康的人收取同樣的保費，發生危險事故時，想享有同樣的保障。至於得了癌症後，已經是「危險已發生」而且「必賠」的情況，所以保險公司均拒絕發生癌症的病人再投保。

不過，近幾年在政府獎勵下，業者開始推出「癌後再投保」的保單，目前已知一家商品，限定乳癌在內的十二種原發性癌症病人，可經過核保評估後承保，但屬於這十二類的轉移癌時，就不能投保。

這種保單健康的人當然不會投保，比較像是癌症病人間的互助會功能，但由於總人數比一般保單少，分擔的保費自然高。保障內容是定額給付，比如投保日額兩千元，住院一天理賠兩千元，每次住院慰問金兩千元，每次住院手術六千元，每次門診手術兩千元等，並沒有憑收據金額實支實付理賠的保障項目。

此外，投保後，需要滿一年才能享有住院醫療日額的理賠，比起一般醫療險只有三十天等待期嚴格許多。保費方面，以五十歲男、女性年保費來估算，投保日額兩千元，分別要四萬多與三萬多。

尚在治療中的病人，核保較嚴格，如果已治療結束，預後情形不錯，此類保單的理賠則不限癌症，各種生病、受傷住院醫療都能照保障項目理賠。覺得之前保太少，保費可以接受，不介意理賠金額較少的癌後人士，可以加以了解。

因應保險需求變化，應定期檢視保單

最後，保險需求會隨家庭角色、責任、年齡而變動，醫療方式會隨科技進步、健保制度變革而影響醫療花費。所以保險規劃非一次性完成，反而需定期重新檢視需求、了解醫療方式進步與花費，重新做一次調整，加加減減，才能確實掌握到風險，即時將風險的經濟問題做好規劃和轉嫁。

定期檢視調整的週期該如何拿捏呢？主要可參考兩種方式：

一、每五年或每十年一次。

二、人生有重大里程碑或重大變故時。例如結婚、生子、買房、預備退休前，此外，家人發生重大疾病像癌症，也是全家保單重新檢視的適當時機。

最近的一次理賠統計（一〇五年度），所有保險公司一年總共理賠了一千一百〇六億醫療保險金，重大疾病險理賠了一百六十七億，其中百分之八十三賠給了罹患癌症的保戶。可見近幾年醫療保險理賠金快速上升，已成為民眾抗癌非常重要的經濟來源。

保險不能讓人們免於生病、受傷、罹癌，卻是重大事故來臨時，可以倚靠的堅強後盾。

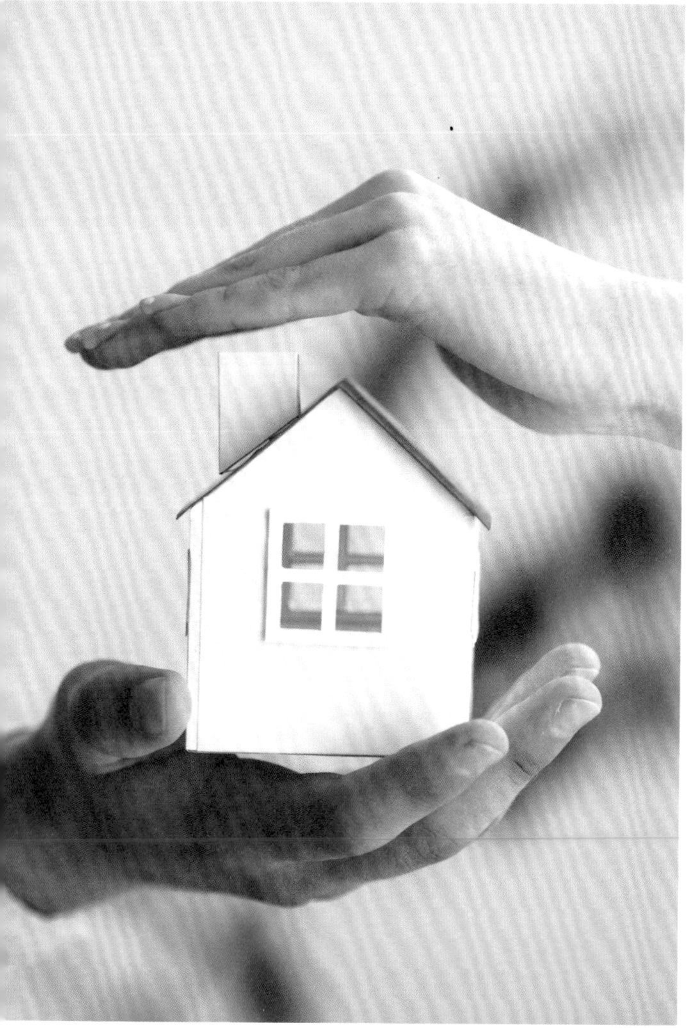

PART 6

重新出發：為自己而活，就是精彩

專家撰文／財團法人台灣癌症基金會諮商心理師　方嘉琦
文字整理／李佳欣

認識許多罹癌的病友後，發現不少人熱衷追求自我成長，且認真積極地抗癌，不管在任何狀態，他們都能努力找到生活中美好的一面。

其中有些人更透過不同屆抗癌鬥士的徵選，分享生命經驗的轉折，以及在病中努力和掙扎的心情。這些故事屢屢感動人心，他們讓我們看見，「人在最混亂的時刻，反而最能貼近自己的內心」，人或許真的很脆弱，但也真的可以很堅強。

面對任何事，都要保持彈性

從他們的經驗中，我發現有一點非常關鍵：不論面對任何事，都要保持彈性！

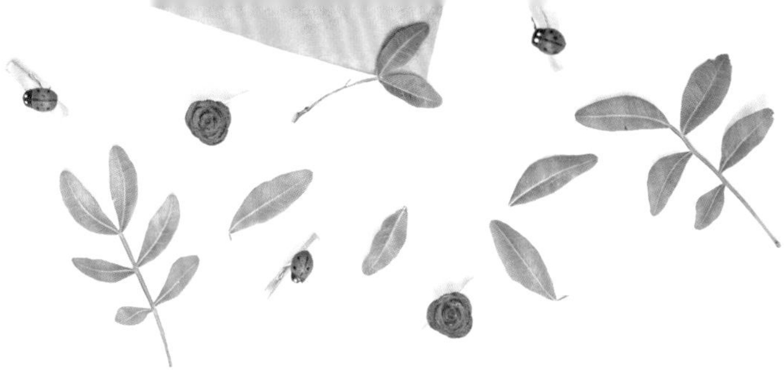

面對自己要有彈性、重返職場要有彈性、飲食要有彈性、看待整個人生都要有彈性。提供一個問題讓大家來想想看：「你是否容許自己可以不那麼努力？」如果你的答案是肯定的，太好了，這代表你有自己的步調、節奏與生活彈性。

你或許會問：「但不努力，豈不是會讓自己無法成長嗎？」其實彈性指的是有鬆有緊的狀態。放鬆的時候，我們就會發現自己多了一些時間，允許自己休息、放鬆和自我照顧，這一小段時間，可以不成長、不進步，什麼都不做也沒關係。

相反地，沒有彈性的生活，時時繃緊自己，雖然很充實，但反而會扼殺我們的能量。這就像呼吸一樣，有吸氣、也有吐氣，吸吐之間需達成平衡，才會更有力量重新出發。

找到自我的價值

一場疾病突如其來的侵襲，頓時讓我們驚懼不已，我們被迫學習這個人生的課題，並從恐懼之中學會面對、接納、成長和找到自我的價值。

有病友曾經和我分享看待自己的轉折心境，他先是不想承認自己是「病人」，出門也很不想被看出來是病患，但每一次到醫院掛號，又不得不被貼上「病人」的標籤。後來，經過一段時間的諮商，他嘗試把自己想成「半個人」：一半是病人，另一半是健康的人。這樣的好處讓他偶爾能敢於去做健康的人都可以做的事，但也懂得適時提醒自己，要敏感身心的警訊，不能忽視自身狀態。

雖然，關於「半個人」的說法，依舊令人心疼，但我知道他正處於心境變化的階段，他開始逐漸成長，學會面對、接納自我，才可能找到自我的價值。這個課題，其實是每個人一生中都會面臨到的事，過程必定不好受。

「重要的事，自然不會太容易。」除了自己之外，沒有任何人可以為你尋找自我的價值。

我常和個案分享在諮商中陪伴的畫面，就像是一同走一段路，在路上一起看了風景，在抵達所謂「目標」的那扇門前，甚至一起找身上的鑰匙，也許發現根本不需要鑰匙，於是我們又一起合力將門打開。但就算門開啟之後，最終依然要靠個案自己抬腳走進去，這個「抬腳走進去」的步驟，沒有他人可以幫忙。

該如何去找尋自我的價值呢？分享幾個方式給各位：

一、從日常生活中，慢慢改變舊有的模式，轉而享受日常生活。練習在日常生活裡應用正念，放大五感的覺察力。

二、擁抱自己的每種情緒，不論快樂、孤單、焦慮、恐懼。負面情緒並非不好，不好是因為不被允許才出現問題，應了解和接納自己的各種真實狀態，進而更愛自己。

三、將自己的經驗化為能量幫助別人，即使每個人的能力有限，但關懷的力量是無限的。

做自己喜歡的事，就成功一半了

方向比行動更重要，閱讀完這個主題專欄，相信大家更確定身心健康都是我們共同努力的方向，也是萬事的基礎，在這個基礎上行動會更具意義。而在自我定位中，不外乎這四個重點：了解自己的需求、練習表達自己的需求和選擇、不跟他人比較、承擔並享受自己的選擇。

許多病友常透露，罹癌前做的決定常常不是自己真正想要的，總是在配合別人，為了滿足他人的需求，把自己放在比較不重要的位置上。反而在罹

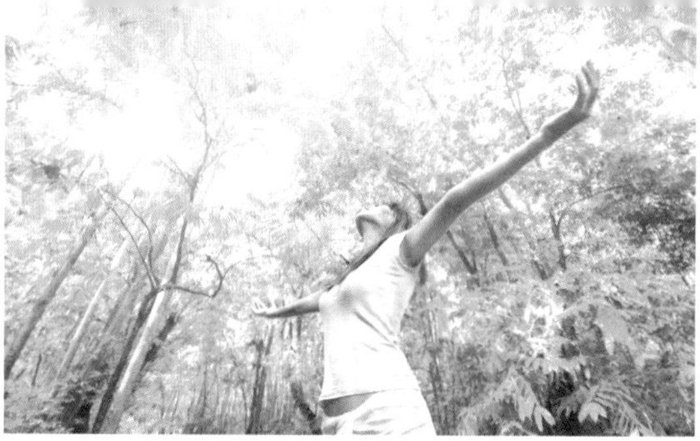

癌後，開始詢問自己到底喜歡什麼，想要什麼，重新認識自己。

「讓自己快樂的最佳方式之一，是讓其他人快樂；但讓其他人快樂的最佳方式之一，就是自己要快樂。」疾病不分人，現在的時間每一步都不能浪費，多為自己想，去做自己喜歡的事。

心態調整不容易，但從微小的改變開始並不困難。還記得前面章節提過的各種重要心態嗎？包含學習與家人溝通、接納自己的負面情緒、了解自我照顧的重要性、在職場中把身心健康放在最優先的考量、主動與公司溝通、練習表達身心需求、更彈性的過生活等。

用這些心態重新出發，找到屬於自己的復原方法，不需要強迫自己，也不用要求自己充滿正能量。但請相信，自己真的是獨一無二的，要愛各種狀態的自己。

最後，我想用幾個好玩的問題，邀請大家思考看看：

「什麼樣的故事，如果在接下來的一個月發生，你會深呼吸的說：『真好！我有了一個好故事。』？」

「如果我們約好一年後見面說說話，你會想說些什麼？如果說出什麼樣的故事，你會覺得這一年活得沒有遺憾？」

「如果TED的主辦單位邀請你去演講，你會分享什麼？」

沒有標準答案，答案也沒有對錯，僅依循這些問題的答案，嘗試貼近自己內心的聲音。或許你會因此發現下一刻，有好多事情可以期待了！

癌症是可以預防的 #要你一起這樣做

癌症自1982年開始，即一直高居國人十大死因之首，尤其發生人口逐年增加。然而，癌症是可以預防的，必須落實健康的生活型態，才能真正達到預防的效果！

根據研究顯示：60~70%的癌症是可以預防的，其中30~40%靠飲食調整、運動及維持理想體重，30%靠戒菸及避免二手菸害。因此台灣癌症基金會提出整合性防癌觀念－「全民練5功 防癌就輕鬆」，來幫助國人遠離癌症威脅。

「5功」指的是健康生活型態的五個原則，即「蔬果彩虹579」、「規律運動」、「體重控制」、「遠離菸檳」、「定期篩檢」。只要將此五個基本功法謹記且力行，即能降低60~70%的罹癌風險，真正達到癌症預防的目的。

1. 蔬果彩虹579
2. 規律運動
3. 體重控制
4. 遠離菸檳
5. 定期篩檢

財團法人台灣癌症基金會
FORMOSA CANCER FOUNDATION

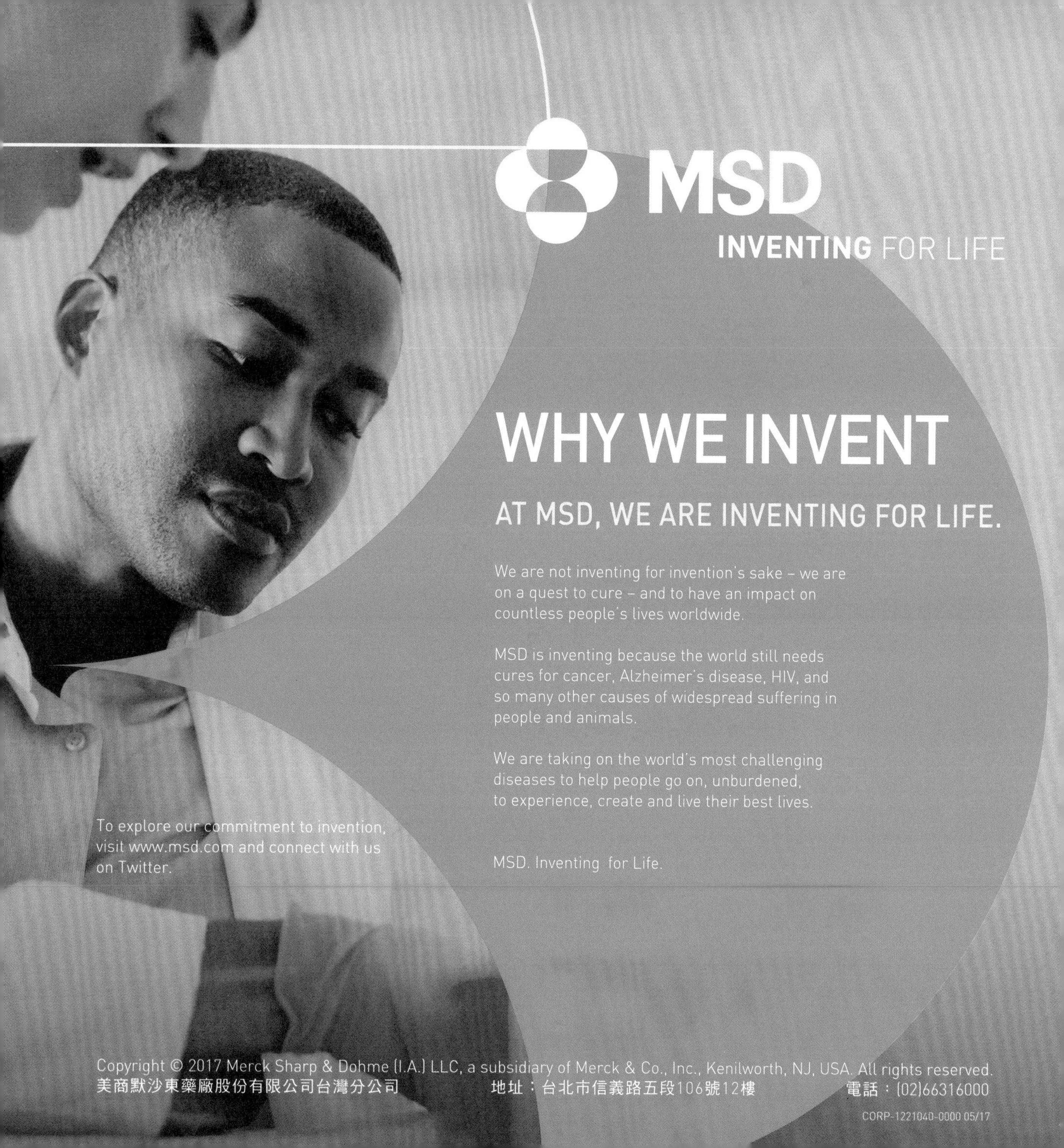
MSD
INVENTING FOR LIFE
WHY WE INVENT
AT MSD, WE ARE INVENTING FOR LIFE.
We are not inventing for invention's sake – we are on a quest to cure – and to have an impact on countless people's lives worldwide.
MSD is inventing because the world still needs cures for cancer, Alzheimer's disease, HIV, and so many other causes of widespread suffering in people and animals.
We are taking on the world's most challenging diseases to help people go on, unburdened, to experience, create and live their best lives.
MSD. Inventing for Life.
To explore our commitment to invention, visit www.msd.com and connect with us on Twitter.
Copyright © 2017 Merck Sharp & Dohme (I.A.) LLC, a subsidiary of Merck & Co., Inc., Kenilworth, NJ, USA. All rights reserved.
美商默沙東藥廠股份有限公司台灣分公司
地址：台北市信義路五段106號12樓
電話：(02)66316000
CORP-1221040-0000 05/17

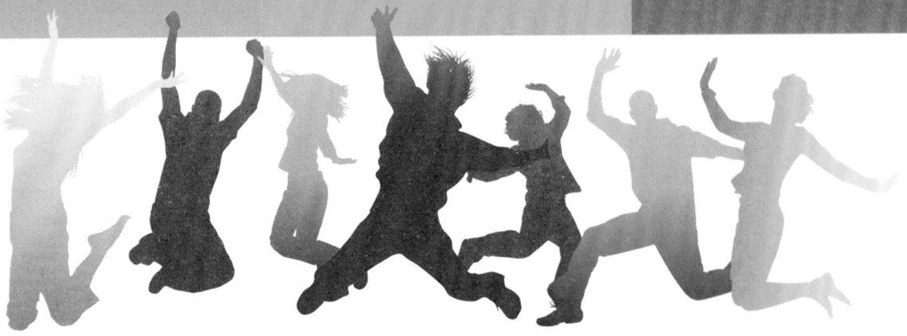

獎助學金暨學術研究

- 自 90 學年度至 97 學年度，共頒發八屆博士、碩士論文獎學金，獲獎人數 127 名。自 98 學年度起，獎助成績優異之博士研究生，共有 14 名學生獲得獎助。
- 於 93 年投注輔大經濟系「勇源國際貨幣實驗室」籌設經費，並持續投注實驗室運作經費。
- 自 95 年起，持續贊助國內 5 所大學大學生清寒生活補助金，目前共有 123 名學生獲得獎助。
- 自 102 學年度起，獎助優秀之台大社科院碩士生至東京大學交換研修一年，目前共有 14 名學生獲得獎助。

社會關懷與急難救助

- 自 93 年起，持續與財團法人萬海航運社會福利慈善基金會合辦慈善音樂會。
- 自 94 年起，持續捐助澎湖縣國中小清寒兒童午餐經費。
- 自 96 年起持續贊助財團法人台灣癌症基金會『抗癌鬥士選拔』活動經費。亦長期支持兒童肝膽疾病防治基金會、育成社會福利基金會；並經常性的贊助罕見疾病基金會、唐氏症基金會、台灣乳房重建協會等。
- 自 99 年起，持續辦理「偏鄉學童暑期閱讀寫作活動」，並累計近 3 千人次學童參與。
- 自 100 年起，持續與中華民國腦性麻痺協會合辦地板滾球運動會。

社會、文化、藝術及體育推廣

- 自 93 年起，與臺灣芯福里情緒教育推廣協會合作，持續投入推展國小三到六年級學童的 EQ 教育；目前服務志工人數逾萬人，受惠學童人數已累計 40 萬名。
- 自 93 年起持續贊助由黃泰吉教練領軍的南投縣空手道隊之訓練經費。
- 自 96 年起與教育部中部辦公室、全國高級中學圖書館輔導團、博客來網路書店合作推展高中職青少年閱讀推廣計畫。
- 自 97 年起，持續邀請偏鄉學童暨弱勢團體免費觀賞國際級藝文展覽，並邀請孩童至五股準園生態農莊進行自然生態體驗；目前已累計邀請 3,000 人次觀展及 2,000 人次至準園生態莊園農體驗自然生態。
- 自 97 年起，持續贊助教育部數位學伴－偏鄉中小學遠距課業輔導計劃。
- 自 97 年起，長期贊助國內外優秀樂團，如亞洲青年管絃樂團、國家交響樂團、台灣純弦、台灣國樂團的演出。
- 自 99 年起，持續與印刻文學生活誌共同主辦「全國台灣文學營」。
- 自 101 年起，持續與聯合文學共同主辦「全國台灣文學巡禮」講座。
- 自 99 年起，持續贊助中華民國羽球協會推展羽球活動暨舉辦國際賽事，並長期支持國內優秀羽球選手在國際賽事為國爭光。

勇源基金會
CHEN-YUNG FOUNDATION

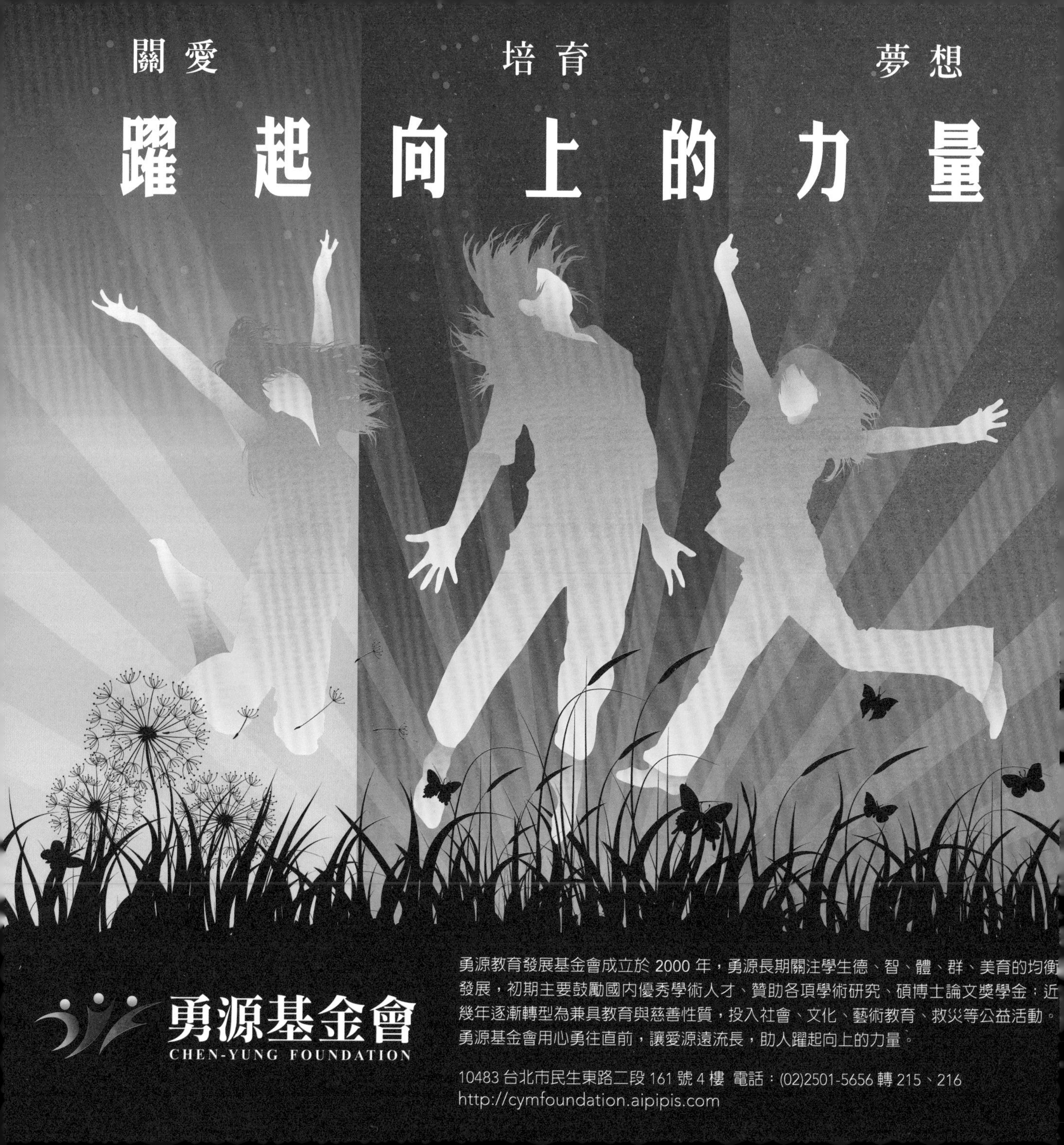
關愛
培育
夢想
躍起向上的力量
勇源教育發展基金會成立於 2000 年，勇源長期關注學生德、智、體、群、美育的均衡發展，初期主要鼓勵國內優秀學術人才、贊助各項學術研究、碩博士論文獎學金；近幾年逐漸轉型為兼具教育與慈善性質，投入社會、文化、藝術教育、救災等公益活動。勇源基金會用心勇往直前，讓愛源遠流長，助人躍起向上的力量。
勇源基金會
CHEN-YUNG FOUNDATION
10483 台北市民生東路二段 161 號 4 樓 電話：(02)2501-5656 轉 215、216
http://cymfoundation.aipipis.com

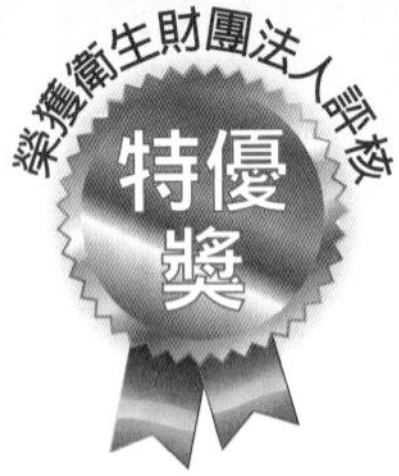

「癌」伸關懷

將服務延伸至全國74家醫院癌症資源中心，不定期的在各醫院舉辦課程講座、提供出版品、康復補助品、各項補助專案轉介與申請。

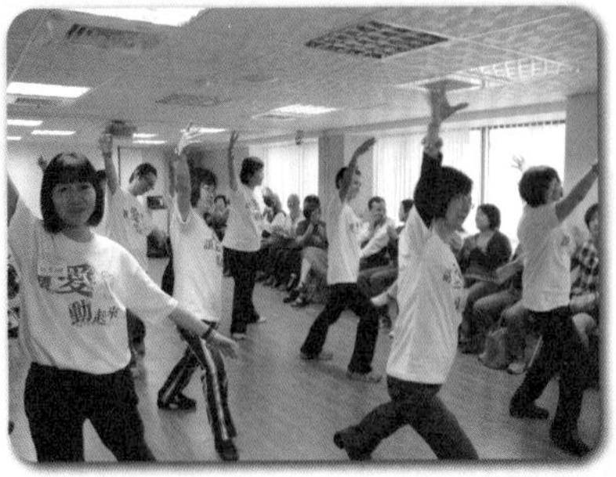

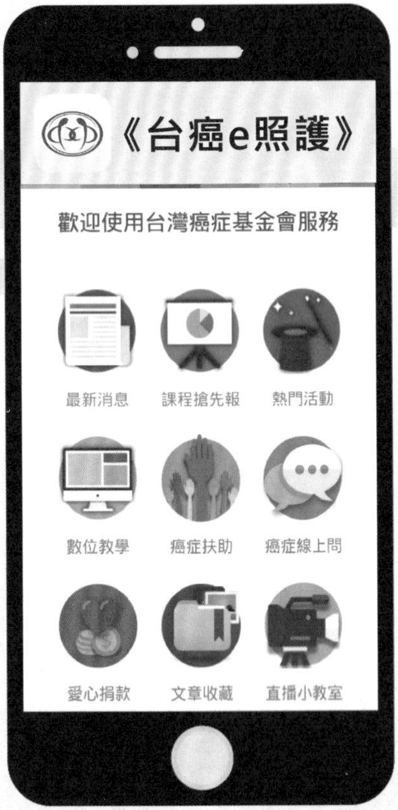

台癌e照護APP

提供線上多元的照護課程影片、癌症線上問、直播小教室等功能，打破時間與地域的限制，讓癌友及家屬能隨時隨地獲得專業諮詢與居家照護學習。

GET IT ON Google Play

Available on the App Store

台北總會：105台北市松山區南京東路5段16號5樓之2
電話：02-8787-9907　傳真：02-8787-9222
http://www.canceraway.org.tw

高雄分會：807高雄市三民區九如二路150號9樓之1
電話：07-311-9137　傳真：07-311-9138
E-mail: 5aday@canceraway.org.tw

博思智庫股份有限公司
博思智庫粉絲團　Facebook.com/broadthinktank

GOAL 31

羅癌又怎樣

國家圖書館出版品預行編目資料

罹癌又怎樣 / 財團法人台灣癌症基金會編著 .
-- 第一版 .-- 臺北市 : 博思智庫 , 民 108.11
面 ; 公分
ISBN 978-986-98065-4-1（平裝）
1. 癌症 2. 病人 3. 通俗作品

417.8　108018441

發行單位　財團法人台灣癌症基金會
總召集人　彭汪嘉康
總 編 輯　賴基銘｜蔡麗娟
專案企劃　馬吟津｜賴威如｜游懿群｜莊婷蓉
專家顧問　賴基銘｜閻　雲｜史莊敬｜方嘉琦｜周宏學
尤星策｜呂秋遠｜溫信學｜李柏泉
文字協力　李佳欣｜李宜芸｜趙　敏
文字校對　莊婷蓉｜李佳欣

編　　著　財團法人台灣癌症基金會
主　　編　吳翔逸
執行編輯　陳映羽
專案編輯　千　樊
美術主任　蔡雅芬

發 行 人　黃輝煌
社　　長　蕭艷秋
財務顧問　蕭聰傑
出 版 者　博思智庫股份有限公司
財團法人台灣癌症基金會
地　　址　104 台北市中山區松江路 206 號 14 樓之 4
105 台北市松山區南京東路五段 16 號 5 樓之 2
電　　話　（02）25623277 ｜ （02）87879907
傳　　真　（02）25632892 ｜ （02）87879222

總 代 理　聯合發行股份有限公司
電　　話　（02）29178022
傳　　真　（02）29156275
印　　製　永光彩色印刷股份有限公司

第一版第一刷　西元 2019 年 12 月

定價 280 元　ISBN 978-986-98065-4-1　
◎本書部分經費由勞動部、教育部、衛生福利部國民健康署、客家委員會、衛生福利部社會及家庭署補助